跨文化适应与
国际公共卫生合作

——以中非卫生合作实践为例

主　审　毛宗福　董小平

主　编　王　全　梁晓晖　王晓琪　冯　宁

副主编　钟富有　蔡　毅

编　委（以姓氏笔画为序）

王　全　王晓琪　冯　宁　毛宗福　宁　岩

他福慧　陈小嫦　陈志宇　宋　芳　陆　珊

汪　瑶　肖模银　季　煦　敖缦云　钟富有

崔　丹　高良敏　胡　美　黄　琼　黄　婧

梁晓晖　董小平　蔡　毅

学术秘书　江冬冬　陆　珊

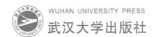

武汉大学出版社

图书在版编目(CIP)数据

跨文化适应与国际公共卫生合作：以中非卫生合作实践为例／王全等主编. -- 武汉：武汉大学出版社,2024. 10. -- ISBN 978-7-307-24582-2

Ⅰ. R126.4

中国国家版本馆 CIP 数据核字第 2024P1V110 号

责任编辑:李 玚   责任校对:汪欣怡   版式设计:韩闻锦

出版发行:**武汉大学出版社** （430072 武昌 珞珈山）
（电子邮箱：cbs22@whu.edu.cn 网址：www.wdp.com.cn）
印刷:武汉邮科印务有限公司
开本:720×1000 1/16 印张:9.25 字数:155 千字 插页:1
版次:2024 年 10 月第 1 版 2024 年 10 月第 1 次印刷
ISBN 978-7-307-24582-2 定价:49.00 元

序

随着世界全球化和科学技术的不断发展，国与国之间交往日益密切，在经济贸易发展的同时，新发和再发传染病接连暴发，慢性非传染性疾病呈全球蔓延趋势，一些非生物医学因素，如日趋恶化的生态环境等，对人类健康产生了重大影响。新冠疫情的全球暴发，更凸显了国际公共卫生合作已成为不可抗拒的大势所趋。

国际公共卫生合作是我国一项重要的外交战略，其中，中非卫生合作更是广受关注。自1963年中国向阿尔及利亚派出第一支援外医疗队开始，中国始终致力于对非洲的医疗卫生援助。由于中国与非洲各国在地理位置、语言、习俗、宗教信仰等各方面的不同，存在文化距离，卫生援外人员在开展工作时会遇到各种各样的实际困难。但目前对于卫生援外人员的培训，无论在理论层面还是实践层面，对跨文化适应性的问题尚关注不足，在管理层面也还没有建立与跨文化管理相适应的模式。为此，本书为卫生援外人员提供跨文化适应性内容的培训具有重要的现实意义。

本书对跨文化交流与国际公共卫生合作的基本概念、相关理论和主要挑战进行了系统介绍；侧重于中非卫生合作项目实践质量与成效的进一步提升，对非洲当地的医疗现状、风土人情、礼仪与伦理进行梳理；从个人和管理层面提出应对策略；最后展示了武汉大学全球健康研究中心对中国援非医疗队跨文化适应状况的研究成果。这些内容可以使援外人员更好地理解非洲人民行为处事的方式，引导卫生援外人员思考如何在求同存异的基础上进行更好的合作。

　　本书内容丰富、阐述翔实，可以作为援外人员出行之前的培训教材。普通读者若对我国卫生援外感兴趣，也可通过阅读本书了解。最后，借此机会，谨向所有的参编专家表示谢意，特别向我国卫生援外人员表达崇高的敬意，期待中国卫生援外人员能克服文化、环境、生活和工作上的困难，为携手共建人类卫生健康共同体贡献力量。

前　言

中国自 1963 年向阿尔及利亚派出第一支援外医疗队起，60 多年间，先后向亚洲、非洲、拉丁美洲、欧洲和大洋洲累计 76 个国家派遣医疗队员 3 万人次，诊治患者 2.9 亿人次。援外医疗队是中国开展时间最长、涉及国家最多、成效最为显著的卫生发展援助项目，被联合国誉为"南南合作的典范"。

改革开放，让中国融入世界，让世界共享中国经济社会发展成果，让中国实现由"站起来"走向"富起来"。为进一步扩大对外开放，2013 年 9 月和 10 月，中国国家主席习近平分别提出建设"丝绸之路经济带"和"21 世纪海上丝绸之路"的合作倡议；2018 年，中共中央印发《深化党和国家机构改革方案》，首次设立国家国际发展合作署，加强对外援助的战略谋划和统筹协调，推动援外工作统一管理，改革优化援外方式，更好地服务于国家外交总体布局和共建"一带一路"等。

国际卫生合作与援助作为中国构建人类命运共同体的重要组成部分，其内容与方式越来越丰富，医疗卫生技术人才"走出去"，中国医疗卫生事业发展经验对外输出，成为大潮流、大趋势。例如，新冠疫情发生后，2020 年，上海、江苏、四川、广东等地医疗卫生专家，组建援外医疗队奔赴伊朗、巴基斯坦、意大利和伊拉克等国家帮助开展疫情防控。因此，开展跨文化教育，培养一批熟悉理解跨文化知识，能够针对众多经济社会、意识形态和政治文化截然不同的民族国家，制定关于全球健康的中国政策、开展国际卫生合作的复合型医疗卫生人才，无论从个体层面还是组织社会层面，都具有积极意义。

非洲是中国开展国际合作与交流的重要地区，有着广泛合作的伙伴。2000 年，首届中非合作论坛部长级会议在北京召开，开启了中非关系的新征程。2018 年，中国首次举办中非合作论坛北京峰会。中非合作论坛的主题宗旨是：合作共赢，携手构建更加紧密的中非命运共同体。2021 年 11 月，中非合作论坛第八届部长级会议在塞内加尔首都达喀尔举行。习近平主席在会议开幕式上发表主旨演讲，提出"中非友好合作精神"，就构建新时代中非命运共同体提出四点主张，宣布中非合作"九项工程"，涉及卫生健康、减贫惠农、贸易促进、投资驱动、数字创新、绿色发展、能力建设、人文交流、和平安全等领域。2024 年 9 月，以"携手推进现代化，共筑高水平中非命运共同体"为主题的中非合作论坛峰会在北京举行。

本书系统总结了跨文化交流与国际公共卫生合作的理论与实践研究成果，尝试从文化与公共健康、文化与国际交流、公共卫生伦理和医学伦理、非洲文化与健康、跨文化适应策略，以及中国与典型非洲国家开展国际卫生合作等方面，展示跨文化适应、国际公共卫生合作理论和发展的成果。本书还展示了武汉大学全球健康研究中心对中国援非医疗队跨文化适应状况的研究成果，以便读者对跨文化适应与国际公共卫生合作有更直观的认识。

本书可作为开展对外医疗援助工作的培训教材，也可作为开展医学人类学教学与科研工作的参考用书。本书在编写过程中，得到中国疾病预防控制中心的资助及相关院校等的支持。各位编委多次集中对本书的大纲和定稿进行了反复的审阅和修订，付出了艰苦的劳动。值此付梓之际，谨对所有关心、支持和帮助本书编写的领导和同仁致以衷心的感谢。

中国开展跨文化适应与国际公共卫生实践时间很长，但全球健康学这个新学科只有 10 多年的历史，开展跨文化适应与国际公共卫生研究的时间更短。由于编者学识有限，难免存在不妥与错误之处，希望广大读者不吝指正。

王　全

2024 年 9 月

目　　录

第一章 绪 论

第一节 全球化与国际公共卫生合作

一、全球化

经济全球化和科学技术的迅速发展，国与国之间在政治、经济、贸易上的相互依存，社会、文化、教育领域理念的相互渗透，使资本全球化、劳动力全球化、信息全球化、治理全球化成为一个不可避免的潮流。全球化以一个全新的概念出现，是全球经济发展的必然结果。全球化推动了全球治理，也为国际公共卫生合作带来了契机。

(一)全球化的内涵

经济全球化是全球化的核心和基础。21世纪以来，国际贸易和人员流动进一步发展。据世界贸易组织(WTO)报告，2023年，全球货物贸易量达到23.8万亿美元，2000年仅为6.2万亿美元；据联合国世界旅游组织统计，2023年，全球国际旅游到访人数达到13亿人次，而在2000年仅有7亿人次。经济全球化主要表现在：首先，国际资本流动规模扩大和形式增加，以及技术广泛快速传播，世界各国相互依赖逐渐增强，形成了互通有无的大格局；其次，在生产方面，国际分工不断细化，由于信息传递成本和运输成本大幅降低，跨国公司进一步扩张并在一定程度上决定了各国的国际分工格局；再次，在贸易方面，世界市场的形成使各国国内市场逐渐融为一体，极大促进了全球贸易发展。

全球化包括以下三层含义：

1. 一种客观存在

全球化在深刻地改变世界面貌的同时，其本身也已物化为一种客观存在。一方面，世界上各个国家或地区在经济、政治、文化乃至日常生活方面的联系日益紧密；另一方面，世界上各个国家或地区也正在日益面临着许多共同的具有全球性的问题，比如环境污染问题、能源危机问题、人口与老龄化问题、新(再)发传染病问题等，这些问题威胁着人类的生存发展，又必须要依靠人类共同的努力集体解决。应该说，这些问题的出现在一定程度上是由全球化本身所带来的，反过来又强化着全球化的趋势。

2. 一种主观意识

作为对全球化这一客观存在的反映，世界上各个国家或地区日益强烈地意识到全人类在利益上的共生性和相关性，所以人类产生了"地球村"意识，国家产生了"地球籍"意识，个体产生了"地球人"意识。人类主观意识里对世界作为一个整体的意识的增强，也应被看作全球化的另一个有机组成部分。事实上，客观的和主观的全球化构成了一对互动关系：客观进程强化了主观意识，而正确的主观意识又有利于客观全球化进程的推进。

3. 一个运动过程

全球化的要义体现在"化"，也就是说它是一个逐步变化的动态过程。全球化是人类发展史上的一个现代现象，它是各个国家寻求自身发展的一个过程，是世界政治经济制度、知识理念、个体与群体心理结构以及文化制度集合发生一次全方位秩序转变的认同过程。

随着交通工具、信息通信技术、大数据和人工智能的快速发展，全球范围内的资本、商品、人员、技术、信息流动在加速，全球化已经成为全球不可逆转的趋势。

(二)全球化对健康的挑战

全球化使人员、货物和信息以更快的速度在世界各地流动，在复杂多变的全球化进程中，全球化也为全球健康问题带来了机遇和挑战。全球化对人类健康影响有积极的方面，主要表现在：全球化促进了全球贸易发展和经济繁荣，这为改善人类健康奠定了良好的物质基础；全球化加速了技术进步与信息交流，这给全球疾病监测、预警和防控带来了前所未有的机遇。全球化对人类健康的影响也存在消极方面，主要表现在：人员、货物和信息高速频繁流动，便利了病原生物体及健康危害因素的跨国界快速传播；全球化既带来经济与文化冲击，还可能导致卫生利用不平等现象。此外，全球化等全球性公共卫生事件更加频发，人类健康问题变得越来越复杂化、多样化。全球化对健康的挑战主要表现在以下三方面：

1. 健康不平等现象加剧

全球化会使部分国家或地区的人群受益，提高其生活水平与健康状况，也会给另一部分国家或地区的人群带来不利影响，从而降低其生活水平与健康状况。根据世界卫生组织发布的《2023年世界卫生统计》，国与国之间的预期寿命之差达33岁，同一国家内部的不同经济水平人群之间预期寿命差距最大的近20岁。全球范围内两性之间的健康差距也在日益增大。

2. 病原生物及有害物质的国际传播加速

随着交通运输工具的日益发达，贸易和人口的频繁流动，健康危险因素的传播速度也大大加快，特别是新(再)发传染病的蔓延已不再受国界的局限，任何一个地方一旦发生疾病流行，很快就会波及其他地区。病毒(SARS-CoV-2)传染病通过全球经贸活动跨越洲界和国境波及其他地方。一些传染性疾病甚至在短短数小时之内就在国与国之间传播，并对地球上众多人群、动物构成威胁。

3. 文化渗透导致不良生活方式日益增多

人口流动，特别是灾害或者紧急情况后的非自愿人口流动，对全球健康模式和疾病谱的变化是一个潜在影响因素。随着全球化的发展，人口流动的增多，以及文化的相互渗透，不同国家或地区人群中某些生活方式、行为与理念的相互影响日益加深。例如，生活节奏加快、烟草滥用、过量饮酒等。世界卫生组织的研究表明，生活方式对人们的健康和寿命起到了主要作用，大概占60%。不健康行为和生活方式，包括身体活动不足、膳食不合理、吸烟、过量饮酒等。

除了全球化给全球健康带来的这些问题，全球环境问题、人口问题、食品安全问题、老龄化等问题也是全球健康所面临的严峻挑战。

二、国际公共卫生

(一)公共卫生起源

公共卫生起源于人类对健康的认识和需求。早期的公共卫生实践是从饮食、供水、个人卫生、社区居住和环境卫生及传染病的预防开始的。希波克拉底（Hippocrates，前 460 年—前 370 年）是古希腊伯里克利时代的医师，他把疾病看作不断发展的现象，医师所应医治的不是病，而是病人，从而改变了当时医学以巫术和宗教为根据的观念。希波克拉底在撰写的名著《空气、水和地方》中提出，不健康状态或疾病是人与环境不平衡的结果。希波克拉底认为环境包括气候、土壤、水、生活方式及营养等，是导致古希腊人健康或生病的主要原因。他主张在治疗上注意病人的个性特征、环境因素和生活方式对患病的影响，指出医生进入一个城市的时候，首先注意到这座城市的位置、土壤、气候、风向、水源、水质、饮食习惯、生活方式，等等，因为这些都会对人体健康产生影响。

欧洲历史上，中世纪最具毁灭性的瘟疫是 1348—1361 年的黑死病（鼠疫），据估计因黑死病死亡的人数在 2400 万到 5000 万，几乎是当时欧洲人口的三分之一。黑死病流行使人类认识到了公共卫生的重要性，以政府主导的现代公共卫生萌芽开始出现。例如，对城市饮用水源的保护措施已经很具体，包括在取水的河流上游禁止抛弃动物尸体，不允许清洗脏衣服；对传染病人进行检疫隔离；对穷人提供基本医疗服务和社会救济帮助；对食品卫生进行监督；设立公共卫生机构和公立医院等。

工业革命让英国从传统农业社会转向现代工业社会，也促进了现代公共卫生实践和理论的发展。1842 年，埃德温·查德威克发表《大不列颠劳动人口卫生状况的调查报告》，促成英国国会通过了人类历史上第一个现代公共卫生法——《1848 年公共卫生法》。该法明确规定政府必须设立国家和地方卫生委员会，为英国的卫生改良运动奠定了改善城市卫生和市民健康状况，控制结核病、伤寒和霍乱等传染病的基础。当时的英国社会和卫生改良运动的内容，包括反对消费烈性酒，降低婴儿死亡率，进行监狱和精神病院改革，教育贫穷母亲如何照料孩子，建立妇幼保健院、公立医院和药房等。

1920年，美国公共卫生领袖人物、耶鲁大学公共卫生教授温斯洛（Charles-Edward Amory Winslow）在《公共卫生的处女地》一文中给出了世界公共卫生界引用最多的一个公共卫生定义：公共卫生是通过有组织的社区努力来预防疾病、延长寿命并促进健康的科学和艺术。这些努力包括改善环境卫生，控制地区性传染病，教育人们注意个人卫生，组织医护人员提供疾病早期诊断和预防性治疗的服务，以及建立社会机制来保证每个人都达到足以维持身体健康的生活标准。以这样的形式来组织这些效益的目的，是使每个公民都能实现其与生俱有的健康和长寿的权利。不难看出，公共卫生学科的发展历史是人类运用、拓展科学知识来保护自己的历史。

（二）公共卫生的定义

"公共卫生"一词是健康领域的常用词汇，然而关于公共卫生的含义尚未统一，其内涵与外延在人类社会的发展和公共卫生行动的实践中不断演进和完善。对现代公共卫生的含义界定比较具有代表意义的主要有以下几种：

耶鲁大学的温斯洛教授（1920年）将公共卫生描述为致力于改善环境卫生、控制社区内传染性事件、开展个人卫生准则的教育、进行疾病的早期诊断和预防性治疗，提供有组织的医疗、护理服务，以及建立保证每个个体维持适宜健康的生活标准的社会机制等一系列社区努力，从而能够预防疾病，延长寿命，以及促进人群躯体健康和体能的科学和艺术。该定义于1952年被世界卫生组织接受，在全球公共卫生治理中获得广泛的应用。

美国医学研究所发表题为《公共卫生的未来》（1988年）的研究报告。报告中，将公共卫生定义为："为了保障人人获得享有健康的各种条件，一个社会所采取的集体行动。"该定义具有两层含义：①公共卫生涵盖了影响人群健康的各种因素，具有全体性、多样性和复杂性；②公共卫生是一种集体行动，并且将人人获得享有健康的各种条件作为公共卫生的价值基础。

《与贸易有关的知识产权协定》（Agreement on Trade-Related Aspects of Intellectual Property Rights，TRIPs）对于可能影响全球经济贸易和知识产权制度实施的公共卫生问题进行了讨论，认为公共卫生主要包括8个方面，即：①传染性疾病的控制；②

食品安全；③烟草控制；④环境卫生；⑤药品和疫苗的可及性；⑥卫生服务；⑦食品保障与营养；⑧新兴的公共卫生问题，如生物技术等。这一观点对于国家或地区为实现卫生政策目标而制定公共卫生法律法规和实施公共卫生措施具有意义，提供了法律依据。

中国在公共卫生服务实践中积累了经验，对公共卫生的内涵不断加深认识。在2003年召开的全国卫生工作会议上，吴仪副总理作题为"加强公共卫生建设开创我国卫生工作新局面"的讲话，提出在中国语境下的公共卫生定义，即组织社会共同努力，改善环境卫生条件，预防控制传染病和其他疾病流行，培养良好卫生习惯和文明生活方式，提供医疗卫生服务，达到预防疾病、促进人民身体健康的目的。同时，吴仪副总理在讲话中明晰了政府在公共卫生中的责任：①政府通过制定相关法律、法规、政策和执法监督，维护公共卫生秩序，促进公共卫生事业发展；②组织社会各界和广大民众共同应对突发公共卫生事件和传染病流行；③教育民众养成良好的卫生习惯和健康文明的生活方式；④培养高素质的公共卫生管理和技术人才，为促进人民健康服务。这一定义立足于中国公共卫生的实践经验，契合了公共卫生领域发展的国际先进理念，为发展中国家的公共卫生发展提供了可借鉴的范式。

从全球的公共卫生发展来看，公共卫生从早期以传染性疾病防治为中心，逐步扩展到以人的健康为中心，覆盖疾病预防控制、健康教育与促进、个人健康素养、营养与食品安全、精神卫生、环境卫生、职业卫生、放射卫生、妇幼保健和应急救治等多个方面的系统性体系。因此，在广义层面上界定公共卫生的定义更贴合全球公共卫生治理实践的需要。公共卫生是指在大卫生的观念指导下关注整个人群的健康，广泛地发展合作伙伴关系，通过国家、社会和个人的集体努力，监测人群健康危险因素，有针对性地采取有效的公共卫生措施，创造满足人人获得全面潜能发展机会的社会环境和条件，从而保证所有人公平享有可能的最高健康水平。

(三)国际卫生起源

中世纪欧洲毁灭性的鼠疫灾难引发了新的农业技术革新。圈占和开发荒地及改进耕作方法大大提高了粮食产量，促进了人口的增长。人口的增长和农业的发展相应地促进了商业和城市的繁荣。商业和城市的繁荣推动了商品经济的发展，资本主义萌芽开始出现。在追逐商贸效果的利益驱动下，欧洲兴起航海热，引发了欧洲的海外扩张和人类历史上首次大规模的国际贸易，极大地促进了社会和经济的发展。世界范围的贸易同时造成了疾病的国际化。例如，海外扩张要求长期航海，海员饮食中缺乏新鲜蔬菜和水果使得坏血病成为海员的职业病；领土扩张要求军队征战，伴随军队征战的贸易和旅游将新传染病带到没有免疫抵抗力的人群中，造成疾病的跨洲流行。

18—19 世纪，随着欧洲殖民国家大举进入非洲、南美洲、亚洲的热带地区，大量军政人员、士兵、商人、宗教文化传播者等感染疟疾、黄热病、鼠疫、血吸虫病、丝虫病、黑热病等当地疾病。为保护殖民者免受热带疾病的侵害，利物浦船商阿尔弗雷德·刘易斯·琼斯（Alfred Lewis Jones）爵士于 1898 年出资创建了热带医学院，随后热带医学研究因实践需要逐渐活跃。热带医学是人们最早关注自己国家之外健康问题的学科，其早期内容主要包括发现、预防、诊断和治疗集中于热带地区的疾病，其领域覆盖昆虫学、寄生虫学、临床医学、流行病学以及社区卫生。

19 世纪后期，随着经济和技术的发展，越来越多的物资、人员和疾病随着贸易路线跨越了国家边界。随着各国交往的增加和热带病传播到其他地区风险的扩大，热带医学不再仅仅局限于热带，而是扩展到对区域乃至全球范围的疾病防治研究。作为全球应对策略之一，1851 年，来自 12 个欧洲国家的医生和外交官在法国巴黎召开了第一次国际卫生大会（International Sanitary Convention），制定了预防传染病跨境传播的国际条例，用一种新的公共卫生方法来保护国家贸易和国民健康。在 20 世纪中期，随着欧洲殖民时代的结束，国际卫生的理念开始形成。1946 年，世界卫生组织（WHO）成立，1948 年 4 月 7 日《世界卫生组织宪章》正式生效，标志着国际卫生体系正式形成。相比热带医学，国际卫生强调在更加广泛的卫生及政策系统内对人群实施卫生干预，通过大规模的国际合作来提高发展中国家健康水平和防止传染性疾病在国与国之间的传播。

(四) 全球健康的发展

20 世纪 90 年代，全球化迅猛发展，全球公共卫生问题不断凸显。新发和再发传染病接连暴发，慢性非传染性疾病全球蔓延，一些非生物医学因素，如迅速便捷的交通运输、自由化的国际贸易、不断革新的信息技术、日趋恶化的生态环境等，对人类健康产生了重大影响，并呈现出健康问题流行的全球化趋势。全球化削弱了一国独自治理这些问题的能力，越来越多的非国家行为体参与全球健康治理。原来以主权国家为中心的国际卫生体系已难以应对全球化挑战，全球健康的概念悄然兴起，并很快在国际公共卫生领域占据主导地位。相对国际卫生，全球健康淡化主权国家的传统权力边界，强调国家之间在健康管理上互相依存；倡导处理健康决定因素，建立多部门合作机制，发挥非卫生部门作用；重视非国家行为体的涌现，包容他们的积极参与。

全球健康问题的社会化特征越来越明显，全球健康治理已经突破了传统社区和国家边界，全球健康的实践与理论蓬勃发展。关于全球健康，尚没有统一的定义，不同的学者有不同的理解和表述。

目前，比较公认的定义，是 Koplan 等在《柳叶刀》杂志上的定义：以促进全人类健康、保障健康公平为宗旨，关注跨越国界和地域的健康问题，促进健康科学领域内部和外部的多学科合作，将群体预防和个体诊疗有机结合起来，为促进全人类健康服务。全球健康的重点在于跨民族或国家的健康问题、决定因素以及解决办法。

Kickbusch 等认为，全球健康是指"那些跨越国家边界和政府的、需要采取行动影响那些对健康起决定作用的全球各种力量来解决的卫生问题"。这里的"各种力量"不仅包括民族国家，更包括了诸多国际组织、非政府组织等新兴行为体。全球健康强调的是世界人民对地球上健康问题的共同关注，弱化了"国家"边界。

我国学者对全球健康给出的中国版定义为：全球健康是致力于改善全人类的健康水平，实现全球人人公平享有健康的一个兼具研究和实践的新兴交叉领域。其关注的是具有全球意义的健康问题及其决定因素，以及解决方案和全球治理，需要在国家、地区和全球层面超越国界和政府，动员并协调各方力量采取有效行动予以应对。其领域的特点是融合以人群为基础的预防医学和以个体为对象的临床医学，运用卫生领域多学科的理论与方法，以及卫生领域学科之外的政治、外交、社会、经济等跨学科的研究方法与实践经验，倡导多学科参与和合作。

简而言之，所谓全球健康就是全球的公共卫生。全球健康概念的内涵包括两个基本要点：首先，全球健康从两个不同的层面关注全球人口的健康，一是从提高全球健康绝对水平的角度，要让全球人口都享受到尽可能高水准的健康；二是从全球健康相对水平的角度，关注全球人口健康的不公平与不平等，要求减少贫穷国家与富裕国家、穷人与富人、主流民族与少数民族、男性与女性之间的健康不公平状况，要让全球所有弱势群体与脆弱人群都能享受基本卫生服务，促进全球范围内的健康公平性。其次，全球视域中的公共卫生问题，主要包括三种不同的类型。第一，是指跨国越国界的、发生在全球范围内的公共卫生危机，如 2003 年的 SARS、2004 年的禽流感和 2020 年的新冠疫情。对于这一类全球健康问题，强调全球合作、共同应对以及共同防御；第二，是指在全球范围内相互关联、相互影响的公共卫生问题，如全球气候问题。对于这一类全球健康问题，强调全球共同约束以及相互监督。第三，是指各国各地区普遍存在的公共卫生问题，如慢性病、烟草与酒精的滥用、交通道路安全事故等。对于这一类全球健康问题，强调全球分担问题以及共享对策。

三、全球健康治理

(一) 全球健康视野

疾病与健康问题的全球化，使得任何国家或地区在疾病与健康领域都不能独善其身，必须依靠全球携手合作，包括医学教育与医疗卫生实践的积极参与，这样才能有效维护国家安全和人类健康。全球健康学作为一门新兴交叉学科，正在全球快速兴起。全球健康具有如下特征：

1. 面向世界所有人口

全球健康重点关注那些跨越民族、跨越国家的健康威胁，而不仅仅局限于某一国或某两国之间的健康问题。例如，重大传染疾病、气候变化、烟草和酒精的滥用、肥胖症等。全球健康中的"全球"更多指的是问题的范围，而不仅指它们的具体地理位置。

2. 强调多元主体参与

在日益相互依存的世界中，全球健康问题愈加复杂化、多样化，任何国家和地区都不可能单打独斗应对挑战。参与全球健康治理的主体既包括国家政府部门，又包括政府间国际组织机构、非政府组织等。既强调政府力量，又强调市场力量；既强调政府行政介入，又强调民间社会调节。健康是人类的基本权利，也是人类的共同责任。因此，强调依靠全球各种力量的参与，解决全球健康问题。

3. 跨部门多学科合作

全球健康不再局限于单独卫生部门的参与，也不再局限于卫生单一学科的研究。改变健康问题的社会决定因素，除了卫生部门之外，还需要经济部门、教育部门、文化部门的广泛参与；由于全球健康问题的复杂性，需要借助多学科工具进行解决，如经济学、社会学、政治学、国际关系学、行为心理学、环境科学等。

4. 凸显协作分享新理念

全球健康既是一个新概念，更是一种新理念。"分担问题，共享对策"是全球健康的一个基本理念。应对全球健康问题，各国有各自的经验，应相互尊重、包容，所有的国家都可以学习他国最佳经验，或者共享经验与信息。因此，全球健康也被描述成一条共享之路。

(二) 全球健康问题

全球健康涵盖的范畴很宽泛，不仅关注某种或几种疾病，还关注全球人口主要健康问题、决定因素以及全球治理等，从而提升人类健康水平与公平性。其研究热点包括重点人群健康与重大疾病问题、健康社会决定因素与公平性、全球健康治理格局与模式等。公共卫生问题的跨国化促进了公共卫生干预的全球化。鉴于公共卫生干预对于提高人类生活质量和福祉的巨大潜力，以联合国为首的国际社会介入其中并进行了大量干预。以联合国千年发展目标为例，所有 8 项千年发展目标均与人类健康密切相连，其中 3 项发展目标本身就是健康指标：儿童健康(目标 4)、孕产妇健康(目标 5)和控制艾滋病毒/艾滋病、疟疾、结核病及其他主要传染性疾病(目标 6)。从联合国 2000—2015 年的"千年发展目标(Millennium Development Goals, MDGs)"到 2015—2030 年的"可持续发展目标(Sustainable Development Goals, SDGs)"，再结合各类全球健康治理主体的重点关注领域，当前及今后一段时期内，全球重大疾病议题主要包括：全球新(再)发传染性疾病、全球慢性非传染性疾病、全球妇幼健康等。

1. 新(再)发传染性疾病

近30多年来，全球许多新型感染病相继出现，突发疫情来势凶猛，给传染病的防治带来严峻的挑战，如 SARS、禽流感以及甲型 H1N1 流感等，大多数新发传染病无特效药物治疗。另一方面，由于防治措施不及时或不到位，加之病原菌逐渐产生耐药性，一些已经绝迹或正在消除的传染病，如手足口病、血吸虫病、肺结核、霍乱、鼠疫、疟疾等在世界许多地方又开始发病并流行。世界卫生组织发布的《2023 年全球结核病报告》估算 2022 年全球新发结核病患者人数为 1060 万，其中成年男性 580 万，成年女性 350 万，儿童 130 万。全球结核病发病率在 2020—2022 年上升 33.9%，改变了过去 20 年每年下降约 2% 的趋势。

2. 慢性非传染性疾病

慢性非传染性疾病(noninfectious chronic disease，NCD)，也简称慢病，主要由职业和环境因素、生活与行为方式等暴露引起，主要包括心脑血管疾病、恶性肿瘤、糖尿病、慢性阻塞性肺部疾病、精神心理性疾病等。世界卫生组织在全球慢性病报告中指出，全球范围内慢性病造成的死亡占所有死亡的 60%，其中 80% 的慢性病死亡发生在低收入和中等收入国家。

3. 全球妇幼健康

目前，全球降低儿童和孕产妇死亡率的前景严峻。世界卫生组织报告，迄今全世界每年仍有 1000 多万儿童和孕妇死于各种可以预防或医治的疾病。世界银行与国际货币基金组织曾联合发布报告，到 2030 年，60 多个国家将无法达到联合国可持续发展目标中降低孕产妇、新生儿和婴儿死亡率的目标。尤其是非洲，非洲人口占世界总人口的 12% 左右，但孕妇死亡人数占全球人数的近 50%，5 岁以下儿童死亡人数占全球人数的 49%。

(三)全球健康治理模式

全球健康治理与国际卫生对话谈判不同，其核心不再是一种利益的交换和平衡，而是维护人类的共同安全与健康，推动全球化朝着均衡、普惠、共赢的方向发展。要求国际社会"普遍参与、普遍受益"。"治理"与"管理"的区别在于，管理的主体通常具有权威性，而治理的主体既包括政府，也包括各种私人机构及个人；管理的权力运行方向是单向的，而治理强调自上而下与自下而上的双向互动。全球健康治理模式，从参与的主要行为体看，可以划分为三种主要模式：

1. 国家中心治理模式

国家中心治理模式，是指主权国家就彼此关注的卫生问题，出于对共同利益的考虑，通过协商谈判、相互合作，达成一系列国际协议或规制。其关键是主权国家之间的合作、协商和伙伴关系，以及公共利益和共同目标。从治理效果上讲，由于主权国家具有治理的权威性和合法性，以及资源控制方面的优势，主权国家之间的合作往往有着较为明显的治理成效，并促成相关国际条约、协定的达成。例如，《关于消耗臭氧层物质的蒙特利尔议定书》的签署，就是一个由各主权国家出于对全球臭氧层问题的关注而达成协议并付诸实施的成功案例。越来越多的国家认识到，健康问题的解决需要相关国家的合作与协调。因此，积极参与全球健康治理活动成为很多国家卫生外交的重要领域，这些国家也相应地制定了各自的全球健康战略。

2. 国际组织中心治理模式

国际组织中心治理模式，是指以国际组织为主要治理主体的治理模式，国际组织针对特定的全球健康问题开展活动，使相关成员国之间实现对话与合作，谋求实现共同利益。该模式是与国际组织本身的特点和现实相联系的，形成根据一定目标和一定功能组建而成的政府间国际组织。例如世界卫生组织、世界贸易组织、联合国教科文组织、联合国环境规划署等。

3. 非政府组织中心治理模式

非政府组织中心治理模式，是指以国际非政府组织为主要治理主体的治理模式，在现存的国际非政府组织关系网络中，针对特定的全球健康问题，在信任和互利的基础上，协调目标与偏好各异的行动者开展合作。国际非政府组织因没有政治约束，具有灵活性，更容易实现与现有各种国际条约之间的相互协调；由于其资金来源独立，专业人才资源丰富，网络广泛，因而在全球健康治理中具有独特优势，往往更能够弥补一些被长期忽视的领域。例如，在传染病与慢性病防治、医学研究与人才培养、公共卫生设施改善等方面，有红十字国际委员会、比尔及梅琳达·盖茨基金会等国际非政府组织。

(四) 相关国际组织与国际非政府组织

与国际卫生、全球健康相关的国际组织越来越多，以下仅介绍三个政府间国际组织和几个影响较大的国际非政府组织。

1. 世界卫生组织(World Health Organization，WHO)

世界卫生组织作为联合国专门性组织，具体负责公共卫生全球合作，长期关注在全球设置规范性的卫生标准和对成员国提供技术建议和帮助。在全球化浪潮的推动下，世界卫生组织逐步实现功能转型，开始重视国际卫生法律的制定，对《国际卫生条例》进行了修改，组织谈判和缔结《世界卫生组织烟草控制框架公约》等。

(1)《国际卫生条例(2005)》。2005 年 5 月 23 日，第 58 届世界卫生大会讨论通过了新修订的《国际卫生条例(2005 年)》(以下简称《新条例》)。《新条例》侧重于保护人类健康行动、全球健康管理和应对普遍关注的突发公共卫生事件，并为之提供了新的国际法律依据，促进国际卫生向前迈进了重要一步。《新条例》改变了传统的卫生管理模式，扩大到大卫生观念；由仅管理 3 个检疫传染病到管理生物、化学和核放射危害等引起的更广泛的卫生问题，对促进世界卫生组织和各成员国疾病防控能力的提高，更有效地控制疾病暴发和流行，发挥了更大的作用。同时，也为世界卫生组织和各成员国疾病控制明确了新的任务和职责。

《新条例》在内容和格式上做了重大调整，纳入了许多新的观点和内容，突破了传统的传染病管理模式，以适应当前国际疾病防控发展的新形势。《新条例》有以下突出特点：一是突破传统疾病的概念，适用范围扩大，具有很强的灵活性；二是强调流行病预警和应对战略；三是显现了世界卫生组织干预国际公共卫生问题的作用；四是针对国际关注的公共卫生危害或突发事件，通过提出长期建议和临时建议进行干预；五是对检查、监督对象的公共卫生状况与基本能力的要求进一步提高；六是体现了对人权的尊重；七是突出了合作和援助机制。

目前，世界卫生组织积极组织开展对该条例的修订工作，以更适应现况所需。

(2)《世界卫生组织烟草控制框架公约》(*World Health Organization Framework Convention on Tobacco Control*，WHO FCTC)，是世界卫生组织首次根据其《组织法》第十九条规定的权利制定的一份国际性法律文书，其宗旨是限制烟草在全世界的蔓延。《烟草控制框架公约》由190多个国家参与，经2次工作组会议和历时约四年六轮政府间谈判，于2003年5月21日在第56届世界卫生大会上获得通过。它是世界卫生组织主持制定的第一部全球性条约，是人类公共卫生领域和控烟史上的一座里程碑。它为在全球范围内控制烟草危害、共同维护人类健康提供了法律框架。《世界卫生组织烟草控制框架公约》已于2005年2月27日生效，总共有176个缔约方，占全球人口的88%。中国于2003年11月10日正式签署《世界卫生组织烟草控制框架公约》。

该公约由序言和38条正文组成。其中具有实质性影响的内容主要体现在烟草制品的包装和标签，烟草广告、促销和赞助，责任与赔偿，财政资源，履约报告等方面。尽管该公约的目标是保护公众健康，但控烟措施的经济影响始终是各国主要关心的问题。

《世界卫生组织烟草控制框架公约》通过以来，已在全球烟草控制领域取得了实质性进展。例如，2007—2012年，共有32个国家通过了在所有工作场所、公共场所和公共交通工具中全面禁烟规定，向近9亿人提供了保护。再如，自2010年以来，有12个国家和1个地区（总人口为3.5亿人）通过了严厉的无烟法律。越来越多的国家在烟草包装上印贴醒目的健康警示语。尽管取得不小进展，但多数国家在采取有效的烟草控制措施方面仍存在明显差距。

2. 世界贸易组织（World Trade Organization，WTO）

1994年关贸总协定乌拉圭回合部长会议决定成立更具全球性的世界贸易组织，取代1947年订立的关贸总协定（GATT）。世界贸易组织作为一个永久性国际组织独立于联合国，具有法人地位，它与世界银行、国际货币基金组织一起被称为当今世界经济体制的"三大支柱"。目前拥有166个成员国，成员国贸易总额达到全球的97%，有"经济联合国"之称。

世界贸易组织对于健康的关注，主要体现在协调自由贸易与公共健康两者利益的平衡上。从国际层面来看，自由贸易可以通过增加个体自由选择、积累外贸财富、增加就业机会为各国人民平均收入水平的提高提供前提和可能，从而也增加选择更为优质的医疗服务机会的可能性。从国内层面来讲，存在的收入分配不均导致医疗卫生服务不公平的问题，可通过自由贸易和开放所增加的贸易所得经合理有效的税收体制征集起来后，再经由公平合理的框架进行资源分配予以解决。让一国内部的贫困人口也能更多地获得健康购买和基本卫生服务的机会，因此自由贸易对个体的健康来说也有着积极的影响。近年来，随着健康权的概念日益被全球人们所重视，贸易机制在保护公共健康权中日益发挥重要作用。

在世界贸易组织法律体系中，与健康有关的协议有《关贸总协定 1994》、《实施动植物卫生检疫措施的协议》(*Agreement on the Application of Sanitary and Phytosanitary Measures*，SPS 协议)、《技术性贸易壁垒协议》(*Agreement on Technical Barriers to Trade*，TBT 协议)和《与贸易有关的知识产权协定》(*Agreement on Trade-Related Aspects of Intellectual Property Rights*，TRIPs)等，这些协议为世界贸易组织参与全球健康治理奠定了法律基础。

3. 世界银行(World Bank)

世界银行是世界银行集团的俗称，成立于 1945 年 12 月，1946 年 6 月开始营业，总部设在美国首都华盛顿。世界银行致力于减少贫困与支持发展，是全世界发展中国家获得资金与技术援助的一个重要来源，合作项目涉及教育、卫生、公共管理、基础设施、金融和私营部门发展、农业以及环境和自然资源管理等诸多领域。世界银行的最初使命是帮助在第二次世界大战中被破坏的国家进行重建，目前在减轻贫困和提高生活水平的使命中发挥独特的作用。世界银行集团由国际复兴开发银行、国际开发协会、国际金融公司、多边投资担保机构和国际投资争端解决中心五个成员机构组成，这些机构联合向发展中国家提供低息贷款、无息信贷和赠款。这五个机构分别侧重于不同的发展领域，但都运用其各自的比较优势，协力实现其共同的最终目标，即减轻贫困。

世界银行的主要帮助对象是发展中国家，旨在人类发展领域(如教育、医疗)、农业及农村发展领域(如灌溉、农村建设)帮助它们建设教育、农业和工业设施，在环境保护领域降低环境污染、制定实施相关法规等，以及建设基础设施。2013 年 12 月 11 日世界银行与抗击艾滋病、结核病和疟疾全球基金宣布建立新的合作伙伴关系，支持各国通过成果导向型融资扩大对妇女儿童的基本健康服务，加快联合国第四、第五项千年发展目标——降低儿童死亡率和改善孕产妇健康的进程。

世界银行针对我国的第一个卫生领域的贷款项目是立项于 1984 年的农村卫生和医学教育项目。在 30 年中，总共实施了 11 个项目，涵盖 9.4 亿美元的卫生贷款，项目主要集中在边远落后地区的传染病控制、妇幼保健以及基础卫生服务等方面。世界银行很好地帮助我国提高了卫生服务水平，特别是面向弱势群体和农村人口的卫生服务项目。同时还为面向艾滋病高危人群、结核病人的诊断治疗提供了必要的医疗救助保障。

4. 比尔及梅琳达·盖茨基金会(Bill & Melinda Gates Foundation)

1994 年，比尔·盖茨拿出 9400 万美元建立了以父亲名字命名的威廉·盖茨基金会，主要致力于改善全球健康和太平洋西北部发展；1997 年，出于缩小"信息鸿沟"的目的，他又建立了盖茨图书馆基金会，给美国和加拿大贫困地区的公共图书馆提供电脑、网络和培训；2000 年，比尔·盖茨将两个基金会合并，成立以夫妻二人名字命名的比尔及梅琳达·盖茨基金会。该基金会是全球最大的慈善基金会，以美国华盛顿州西雅图市为基地，旨在促进全球健康和教育领域的平等。

基金会通过全球健康、全球发展和美国本土教育三方面的工作来帮助人们实现健康而富有成效的生活。其目标是在发展中国家改善人们的健康水平，使他们有机会摆脱饥饿和极端贫困；在美国则致力于为贫困人群提供学业和生活中取得成功所需的机会。基金会自 2000 年成立以来，盖茨夫妇向全世界广泛募捐，并向基金会捐赠了 280 亿美元财产，使其成为世界最大慈善基金会。

基金会在健康方面的捐赠目标是：致力于缩小富国和穷国在卫生保健方面的差距，确保卫生保健领域取得能挽救生命的技术进步，并将这些技术提供给最需要的人。把最贫穷地区的儿童从不健康状态中解救出来是该基金创始人的理想目标。重点领域为传染病、HIV/艾滋病及肺结核、生育保健及儿童保健、全球性卫生保健活动。

基金会参与的全球健康相关项目包括：完全根除脊髓灰质炎；投入巨资减少疟疾病例；把木薯变成更健康的食品；投入巨资改造厕所；投资 20 亿美元抗击艾滋病；投资 15 亿美元解决妇女和儿童健康问题等。基金会已向全球疫苗联盟捐赠了 15 亿美元以提高落后国家的儿童免疫接种率。此外，基金会还分别向防治疟疾和消除脊髓灰质炎等项目大量拨款。

四、中国的国际卫生合作

(一)中国援外医疗

自 1963 年向阿尔及利亚派出第一支援外医疗队起，60 多年卫生援外工作中，中国先后向亚洲、非洲、拉丁美洲、欧洲和大洋洲累计 76 个国家派遣医疗队员 3 万人次，诊治患者 2.9 亿人次。援外医疗队是中国开展时间最长、涉及国家最多、成效最为显著的卫生发展援助项目，向世界充分展现了中国政府信守承诺、积极促进人类健康、坚持走和平发展道路的坚定信念和力量，被联合国誉为"南南合作的典范"。2013 年 8 月 16 日，习近平总书记在援外医疗队派遣 50 周年纪念大会时指出，中国援外医疗队"不畏艰苦，甘于奉献，救死扶伤，大爱无疆"，展示了中国人民热爱和平、珍视生命的良好形象。2023 年 12 月 29 日，习近平总书记会见中国援外医疗队派遣 60 周年纪念暨表彰大会代表。中共中央政治局委员、国务院副总理刘国中参加会见并在大会上讲话。他表示，党中央高度重视援外医疗工作，习近平总书记充分肯定援外医疗工作成绩。60 年来，广大援外医疗队员以仁心仁术造福当地人民，以实际行动讲好中国故事，赢得了受援国政府和人民高度赞誉。新时代新征程，要以习近平新时代中国特色社会主义思想为指导，深入贯彻落实习近平总书记重要指示精神，继续弘扬中国医疗队精神，奋力开创援外医疗工作新局面，为推动构建人类卫生健康共同体作出更大贡献。

随着国情世情变化，中国援外医疗工作出现了一些新变化。

其一，在理念上，从单纯援助向相互合作演进，从"授之以鱼"的医疗援助到"授之以渔"的人才培训，援助项目不再拘泥于援助，而是通过援助实现受援国的自我发展；利益观也从原来的不求回报向互利共赢转变，构建以合作共赢为核心的新型国际关系，打造人类命运共同体。"推动构建人类命运共同体"被写入《中华人民共和国宪法(2018 修正)》；通过卫生援外培训项目，累计为受援国培训医疗领域管理、技术人员 2 万余人。

其二，在举措上，除了传统医疗队、援建医院及无偿捐赠药物器械形式外，近年来，与 22 个国家建立了 25 对"对口医院"，帮助建设了一批微创外科中心、重症中心、眼科中心等；在 30 多个国家开展"光明行"免费白内障义诊，帮助万余名患者重见光明；参与非洲疾病预防控制中心建设，帮助科摩罗、坦桑尼亚等国实施消除疟疾、血吸虫等传染病防控项目，组派专家赴塞拉利昂、安哥拉、马达加斯加等国抗击埃博拉、黄热病、鼠疫、寨卡等重大疫情，有效遏制各类疫情蔓延，新冠疫情期间忘我工作，积极救死扶伤，为中国的援外医疗卫生工作增添了新亮点。

(二)国际卫生合作平台

1949 年 10 月，中国与苏联政府建立卫生合作关系，开启新中国双边卫生合作的先河。自 1972 年中国恢复在世界卫生组织的合法席位和所有合法权利至今，中国与包括世界卫生组织、世界银行、联合国人口基金会、联合国儿童基金会等 160 多个国际组织和国家签署卫生健康合作协议，搭建起卫生政策、卫生体系建设、医疗卫生服务、传染病防控、卫生应急、妇幼健康、慢性病防控与康养服务、传统医药、医药科技研发、职业健康等各领域的交流合作平台。

随着综合国力的提升，中国向世界卫生组织缴纳的会费不断增加，目前排名成员国第二位。世界卫生组织的中国籍职员队伍持续壮大，其中担任高级管理和技术职务的人数也有所增加。2006 年，来自中国香港的陈冯富珍女士成功竞选担任世界卫生组织总干事，并于 2012 年连任，成为中国首次提名竞选并成功当选的联合国专门机构最高级别官员。

在全球层面，我国是联合国安理会常任理事国，在联合国积极倡导全球公共卫生能力建设，参与有关艾滋病等传染病、慢性非传染病、抗生素耐药等全球重大卫生问题的讨论和包括健康在内的可持续发展目标的制定，大力推动南南合作和全球卫生外交共商、共建、共享人类命运共同体；中国与世界卫生组织、联合国艾滋病规划署等卫生领域的国际机构建立了长期互信合作的关系，积累了大量有益的多边卫生合作的经验。2017 年 1 月，中国政府与世界卫生组织签署《关于"一带一路"卫生领域合作的谅解备忘录》，共建"健康丝绸之路"，把中国与世界卫生组织的合作带入一个新阶段；在区域层面，通过中国-中东欧卫生部长论坛、中非部长级医药卫生合作会议、中阿卫生部长论坛、金砖国家卫生部长会议、上海合作组织、澜沧江-湄公河合作、中日韩等多边机制，在日益相互依存的世界中，与周边国家和地区建立高层次、多方位对话平台，夯实区域卫生合作机制，营造中国参与国际卫生合作环境。

(三)"一带一路"卫生合作

2013 年 9 月和 10 月，中国国家主席习近平在出访哈萨克斯坦和印度尼西亚期间，先后提出共建"丝绸之路经济带"和"21 世纪海上丝绸之路"的倡议。为促进我国同"一带一路"国家卫生领域的交流与合作，2015 年，原国家卫生和计划生育委员会发布《"一带一路"卫生交流合作三年实施方案(2015—2017)》，以加强中国与"一带一路"沿线国家卫生交流与合作，提高我国同沿线国家的国民健康水平，促进人人享有健康的实现。2018 年，国家卫生健康委员会发布《深入推进"一带一路"卫生合作指导意见(2018—2022)》，围绕"维护卫生安全、促进卫生发展、推动卫生创新"三个维度开展合作交流项目和活动。

2017 年中国政府和世界卫生组织签署了《关于"一带一路"卫生领域合作的谅解备忘录》，主张双方共同就沿线国家的医疗卫生问题进行磋商，从而提高沿线国家健康卫生水平，共建"健康丝绸之路"；推动"一带一路"卫生合作成为"人类卫生健康共同体"的重要组成部分。自"一带一路"倡议提出以来，中国与相关国家和国际组织签署多个推动卫生健康合作的协议，初步建立起"一带一路"公共卫生合作网络、医院合作联盟等 11 个民间合作网络和平台。

随着"一带一路"倡议的践行，中国的对外卫生发展合作进入了增长扩展的新阶段。在领域上从临床医疗扩展到疾病监测和防控、公共卫生机构建设、妇幼健康工程和药品本地化生产等；援助形式从派遣医疗队、援建医院、提供医药和设备扩展到邀请发展中国家人员来华培训、开展人群干预和提供政策建议，并开始探索三方合作。逐步从国际卫生发展援助的"受援者"向援助的"贡献者"转变，从全球卫生治理体系的被动应对者向治理体系的积极建设者转型。

2016 年 10 月，《"健康中国 2030"规划纲要》把"实施中国全球卫生战略，全方位积极推进人口健康领域的国际合作"作为实现"健康中国"的支撑与保障，统筹国际与国内卫生健康问题，提出了一系列方针：在促进我国和"一带一路"沿线国家卫生合作方面，要创新合作模式；在加强南南合作方面，要落实中非公共卫生合作计划，在继续向发展中国家派遣医疗队员的同时，重点加强包括妇幼保健在内的医疗援助，重点支持疾病预防控制体系建设；充分利用国家高层战略对话机制，将卫生纳入大国外交议程，积极参与全球卫生治理，要在相关国际标准、规范、指南等的研究与制定中发挥影响，提升健康领域国际影响力和制度性话语权。

世界卫生组织所提倡的"将健康融入所有政策"的策略和联合国"可持续发展目标"的提出为全球卫生健康发展合作提供了重要的机遇，随着"一带一路"倡议的不断推进，中国作为一个负责任的大国，一方面要借鉴他国经验，不断前进，努力解决好中国政府和人民面临的突出问题；另一方面要积极总结卫生改革发展成果，传播中国经验，在国际舞台发出中国的声音，与"一带一路"沿线国家和国际组织开展全球健康实践，推动构建人类卫生健康共同体，促进人类健康公平发展。

第二节 国际卫生合作与跨文化适应

随着全球化的发展，新发传染病等重大疾病在国际范围大规模流行，对人类生存发展构成威胁，国际卫生合作成为人类的共同选择。然而，国际卫生合作过程当中，由于每个国家的政治、经济、文化、民俗的不同，不同国家民族的人们成长的文化背景不同，会导致思维方式、信仰、审美、生产和生活方式方方面面的差异，因此，国家民族之间的卫生合作交流也会面临文化冲突带来的困难。为了帮助理解跨文化适应和国际卫生发展合作，本节重点介绍国际卫生合作的必然性，以及文化与文化休克、跨文化适应相关知识概念。

一、国际卫生合作的必然性

以商品、资本、技术、信息和人员的流动为主要特征的经济全球化，已成为当今社会的显著特点。经济全球化对卫生领域的影响呈现出一种放大效应，在一个国家或地区发生的公共卫生事件会迅速波及其他国家和地区，没有一个国家可以独善其身。

全球公共卫生问题产生于全球相互依存时代，直接威胁到人类生命安全。随着2001年美国炭疽攻击事件、2003年"非典"事件、2014年西非埃博拉病毒及2019年底出现的新冠病毒大流行等事件的发生，WHO 逐步将公共卫生问题提升到安全层面上来讨论，认为这种不断出现的流行性疾病和生物恐怖主义都应当被理解为对国家与全球安全的直接威胁。加强全球层面上对公共卫生安全问题的治理与防范也成为当务之急。

在全球化时代，重大传染性疾病等造成的全球公共卫生安全问题更是超越了传统安全议题，成为国家和政府在制定政策中的优化方向。第一，公共健康安全是集中于人类群体的诉求，并被群体所认同。第二，公共健康安全在强调人类脆弱性的同时，也为人类创造了一个可以保护自己和家庭的环境；第三，以人为本的公共健康安全促使国家间合作来创造个人与群体可以掌控治理自身健康问题的环境。因此，以人为本的安全视角使得国际公共卫生问题合作的必要性更有说服力。

从经济发展来看，全球公共卫生事件频发影响国家之间的双边或多边经济贸易往来，也会导致一些贸易困境的出现。例如"非典"危机的暴发严重影响到亚洲国家的经济稳定，特别是旅游业，受感染地区的旅游人数直线下降，导致有亚洲国家航线的航空公司损失约 100 亿美元。除此之外，亚洲国家的商品出口和制造业能力的下降，也使一些有关经济的国际项目而无法进行，保守估计仅亚洲国家，"非典"危机就造成约 300 亿美元的经济损失。

因此，单靠国家自身来解决公共卫生安全所带来的问题是远远不够的，需要放在全球层面上由各国各地区的合作来强化公共卫生服务职能。

二、文化的相关概念

(一)文化的概念

文化，就词的释意来说，文就是"记录，表达和评述"，化就是"分析、理解和包容"。文化是相对于经济、政治而言的人类全部精神活动及其产品。简言之，文化就是某个地区人类的生活要素形态的统称，即衣、冠、文、物、食、住、行等。文化是一种社会现象，是由人类长期创造形成的产物，同时，又是一种历史现象，是人类社会与历史的积淀物。

确切地说，文化是凝结在物质之中又游离于物质之外的，能够被传承的国家或民族的历史、地理、风土人情、传统习俗、生活方式、文学艺术、行为规范、思维方式、价值观念等，是人类相互之间进行交流的普遍认可的一种能够传承的意识形态，是对客观世界感性上的知识与经验的升华。

(二)文化的内容

文化包涵人类群体的历史地理、风土人情、传统习俗、生活方式、宗教信仰、文学艺术、律法制度、思维方式、价值观念、审美情趣等，由信仰、价值观、规范和法令、符号、技术、语言等基本要素组成。关于文化的内容结构，有不同划分层次类型。

1. 文化三层次划分

高级文化，包括哲学、文学、艺术、宗教等；大众文化，指习俗、仪式以及包括衣食住行、人际关系各方面的生活方式；深层文化，主要指价值观的美丑定义、时间取向、生活节奏、解决问题的方式以及与性别、阶层、职业、亲属关系相关的个人角色。高级文化和大众文化均植根于深层文化，而深层文化的某一概念又以一种习俗或生活方式反映在大众文化中，以一种艺术形式或文学主题反映在高级文化中。

2. 文化四层次划分

一是物态文化层，是人类的物质生产活动方式和产品的总和，是可触知的具有物质实体的文化事物；二是制度文化层，由人类在社会实践中建立的各种社会规范构成。包括社会经济制度、婚姻制度、家族制度、政治法律制度、家族、民族、国家、经济、政治、宗教社团、教育、科技、艺术组织等。三是行为文化层，是人际交往中约定俗成的以礼俗、民俗、风俗等形态表现出来的行为模式。四是心态文化层，是人类在社会意识活动中孕育出来的价值观念、审美情趣、思维方式等主观因素，相当于通常所说的精神文化、社会意识等。

(三)文化的功能

人类由于共同生活的需要才创造出文化，文化在它所涵盖的范围内和不同的层面发挥着重要功能：

1. 整合

文化的整合功能是指对于协调群体成员的行动所发挥的作用。社会群体中不同的成员都是独特的行动者，他们基于自己的需要、根据对情景的判断和理解采取行动。文化是他们之间沟通的中介，如果他们能够共享文化，那么他们就能够有效地沟通，消除隔阂、促成合作。

2. 导向

文化的导向功能是指文化可以为人们的行动提供方向和可供选择的方式。通过共享文化，行动者可以知道自己的何种行为在对方看来是适宜的、可以引起积极回应的，并倾向于选择有效的行动，这就是文化对行为的导向作用。

3. 维持秩序

文化是人们以往共同生活经验的积累，是人们通过比较和选择认为是合理并被普遍接受的东西。某种文化的形成和确立，就意味着某种价值观和行为规范的被认可和被遵从，这也意味着某种秩序的形成。只要这种文化在起作用，那么由这种文化所确立的社会秩序就会被维持下去，这就是文化维持社会秩序的功能。

4. 传续

从世代的角度看，如果文化能向新的世代流传，即下一代也认同、共享上一代的文化，那么，文化就有了传续功能。

文化作为一种精神力量，能够在人们认识世界、改造世界的过程中转化为物质力量，对社会发展产生深刻的影响。这种影响，不仅表现在个人的成长历程中，而且表现在民族和国家的历史中。

（四）文化的基本特性

1. 多元化和多样性

文化多样性是指世界上每个民族、每个国家都有自己独特的文化，比如美国、英国，通用语言只有英语一种，但其文字口音、语言表达有许多不一样；文化多元化就是指一个国家或一个民族在社会发展的过程中，在继承本民族的优秀文化基础上，兼收并蓄其他国家或民族的优秀文化，从而形成以本国或民族文化为主，外来文化为辅的百花齐放、百家争鸣的和谐社会氛围。

每一种文化都具有其他文化所没有的优势因素，文化的多元共存为各种文化的相互交流、取长补短提供了条件，各种文化在彼此借鉴优势、共同发展和繁荣的过程中产生了互相依存的共生性，从而形成了多姿多彩、魅力无穷的人类文化景观。因此，各种文化都有平等的生存权利和发展空间，互相之间应该平等共处、和谐发展。文化多元共存是人类社会的基本特征，是人类文明进步的重要动力，也是文化发展的内在规律和内在要求。

2. 地域性和民族性

文化的地域性是指文化与当地风土人情密不可分，是在一定的地域环境中与环境相融合中形成的一种独特文化。文化地域性特征包括特定的生态环境、方言、宗教信仰、饮食、建筑等民俗习惯，特别在文化发展早期，文化的地域性更加明显。地域文化中的"地域"，是文化形成的地理背景，范围可大可小。例如，中国闽南文化、阿拉伯文化、欧洲文化等。

文化的民族性，一方面是指文化的民族主体性，任何文化首先体现和反映的是一个民族生存与发展的理念以及具体的活动方式、规律和特点。文化是具体的，任何文化都是各民族生存与发展，同其所处自然条件、社会历史规律融合的结果。文化的民族性与世界性的关系不是对立而是统一的，民族文化即是世界文化，世界性的文化首先是民族性的文化，没有民族文化的存在，就没有世界性文化。

民族文化是民族身份的重要标志。从民族节日和文化遗产中，人们能够深切感受到世界文化多姿多彩。认同本民族文化，尊重自己民族的文化，首先要尊重其他民族文化，相互借鉴，求同存异，必须遵循各民族文化平等的原则。

3. 稳定性和共享性

传统文化的核心价值观很早就形成，其核心思想精神基本保持不变，这是文化的稳定性。但传统文化在历史长河中不断受到外界的冲击影响，与外来文化逐渐融合变化，所以是相对的。

文化的共享性是指文化具有为一个群体、一个社会乃至全人类所共享的特性。文化具有渗透性和扩散性、传递性和继承性、习得性，因此，文化可以为他人和后人所共享。

三、文化休克

(一)文化休克的概念

文化休克是跨文化适应研究的一个关键性概念，"文化休克"(Cultural Shock)，也称为文化冲击或文化震荡，是 1958 年美国人类学家奥博格(Kalvero Oberg)在他的一篇论文"实用人类学"中提出来的一个概念。文化休克是指一个人进入不熟悉的文化环境时，因失去自己熟悉的所有社会交流的符号与手段而产生的一种迷失、疑惑、排斥甚至恐惧的感觉。"休克"原本是指人体重要功能的丧失，文化休克在这里借用"休克"一词来表示当一个长期生活于自己母国文化的人突然来到另一种完全相异的新的文化环境中时，其在一段时间内心理上常常会出现这种文化休克的现象。

(二)文化休克的表现

文化休克的具体表现：一是在不断进行必要的心理调整中引起的疲惫；二是由于失去朋友、地位、职业和财产而引起的失落感；三是不能接受属于新文化的成员或者(以及)被这些成员拒之门外；四是在对于角色的期望、价值观念、感情和自我认同方面感受到混乱；五是在觉察到文化差异后感到的惊奇、焦虑，甚至厌恶和气愤；六是由于不能对付新环境而产生的无能为力的感觉。

这些都是由于出国者处于异文化圈环境后，失去了母语和母语文化对自己行为进行的长期指示，各种工作生活环境发生改变，从而引发的焦虑感和挫折感。

(三)文化休克的原因

产生文化休克的原因主要是以下四个：

1. 生活方式和习惯的矛盾

异国文化中，生活方式、生活习惯等方面的不同使得身处异乡的人难以适应。由于各国的经济发展水平，环境的不同，可能导致一个人吃、穿、住、行完全的改变，随之而来的是生活方式与生活习惯的不适，再加上语言的差异，马斯洛人类需求层次理论的最基本的生存需求得不到满足，将直接导致文化休克。

2. 环境和社会角色的改变

在异国文化中丧失了自己在本国文化环绕中原有的社会角色，造成情绪不稳定。一个人刚到异国他乡，面临环境的改变和角色的改变，这种重大的文化差异可带来巨大的压力与焦虑。但实际上，这种压力与焦虑却是一种正常的心理反应，需要尝试用积极的态度去参与新的文化体验。

3. 信仰和价值观的冲突

长时期形成的信仰和母文化价值观与异国文化中的一些信仰和价值观不和谐，造成行为上和心理上的无所适从。信仰和价值观方面的不和谐是难以逾越的障碍。要一个人完全按照本地人的风俗习惯行事，彻底本土化是不可能实现的，但在交际中应尽量尊重和理解对方信仰、风俗习惯和价值观，这才是融入新生活的基础，才是开展合作的必要条件。

4. 性格与人格的影响

文化休克与个人的性格与人格、甚至自身的价值，能力、情绪等也有关系，特别是性格内向、过分追求完美，寻求外界赞许、适应外界能力差、自身工作能力有限等的人，最容易导致文化休克。因此，克服文化休克需要提高自身的心理素质。

四、跨文化适应

(一) 跨文化的含义

所谓"跨文化"，是指跨越不同国家、不同民族地域界线的文化。在全球化过程中，社会流动性增加，种族混杂现象更趋普遍，对不同民族、国家及群体之间的文化差异，要有正确的认识和包容，否则，这种文化差异容易异化为文化冲突。

美国人类学家罗伯特·雷德菲尔德等最早于1936年提出"跨文化适应"概念，指两种不同文化的群体在连续接触的过程中所导致的文化模式的变化，是一种社会心理现象。跨文化适应，既包括心理，也包括行为。跨文化适应含义为：在异文化环境中所做的心理调适，从而做出有意识、有倾向的行为选择和行为调整，以减少自身在异文化环境下工作和非工作环境中的冲突与压力，在心理上和行为上更好地适应异文化环境。

根据在国外工作生活时间的长短，跨文化适应的群体可以分为移居者以及旅居者。移居者多为长期，如移民，而旅居者多为短期，如留学生、外交官、外派工作人员、旅行者等。对移居者和旅居者来说，跨文化适应在其个体的动机、心理期待、应对策略等方面都有一定的差异。此外，移居者多涉及家庭、工作，而旅居者并不一定涉及家庭和工作。

跨文化适应研究中有些研究成果对移居者、旅居者这两个群体都适用，但是，有些研究成果仅适用于某一特定目标群体。学会跨文化交际，无疑会极大地拓展个人、企业，甚至一个国家的发展空间和综合竞争能力。跨文化的内涵和外延正在扩大，已逐渐渗入经济社会发展，并随着经济全球化趋势的全面铺开而持续并广泛地受关注。

(二) 跨文化问题的起源

跨文化问题起源于古老的国家之间的商贸往来。早在古代，古埃及人、古希腊人就开始了海外贸易，并懂得如何与不同文化背景下的人们做生意。到了文艺复兴时期，丹麦、英国等欧洲国家的商人，更是建立起了世界范围的商业企业集团。当他们与自己文化环境以外的人们进行贸易时，会对不同文化背景下产生的语言、信仰以及习惯保持警觉，以避免发生冲突并顺利实现交易。这些实践活动中，已经表现出文化差异，以及在跨文化下避免文化冲突，顺利从事经营活动。

进入21世纪，现代交通高速发展，使得人们之间的交往空前频繁。现代通信技术高度发达，尤其是国际互联网的诞生，使人类的生活形态进入了一个崭新的时代，巨大的地球被压缩成一个小小的"地球村"。催生了新一轮的经济全球一体化格局。围绕着经济的发展，国家、民族、地区之间在政治、文化、科技、贸易等方面的交往日益频繁。尽管如此，不同的国家、民族由于不同的历史渊源、不同的社会习俗，形成了特定的文化背景，特定的文化背景又形成了不同的价值取向、思维方式、社会规范、语用规则。在跨文化交流合作时，容易出现沟通效率不高、相互间的误解以及可能潜在的文化冲突等。在全球经济一体化新格局下，为了避免这些问题，更好地促进经济社会发展，跨文化适应成为研究热点，并呈多学科视角研究的特征。

(三) 跨文化适应的影响因素

首先，外派人员跨文化适应的影响因素包括：生活变化、文化距离、个体跨文化适应能力、出国经历、同事支持、后勤支持、心理健康支持、家庭支持、角色清晰、角色权限以及角色冲突等。这些因素可以划分为非工作因素和工作因素两大类。非工作因素主要包括生活变化和文化距离，工作因素主要包括角色清晰、角色权限等。

其次，个人特质、生活事件的变化、应对压力的方式等因素是旅居者心理适应的重要影响因素，而社会文化适应则更容易被文化习得和社交技能习得所影响。

再次，享有相似资源因素的外派人员，由于个人的能力因素(包括跨文化适应能力和出国经历)的不同，也会带来跨文化适应不同的结果，即个人的能力因素影响资源因素的使用效率。反过来，具有相同能力因素的外派人员，由于所在国家和地区的资源因素不同，也会带来跨文化适应不同的结果，即资源因素影响能力因素发挥的程度。因此，资源因素和能力因素是互为影响对方效能的重要因素。

在研究中，外派人员跨文化社会适应的测量，通常分为一般适应、工作适应和交往适应三个维度。其中，一般适应指对气候、饮食、居住环境、交通、医疗、购物和休闲娱乐等的适应；工作适应是指对当地新的工作职责、工作角色、工作期望和工作大环境的适应；交往适应是指与当地人们社会交往中所感受的舒适和熟练感，包括工作中及工作外，与当地人的日常互动、社交等。有研究表明，外派人员文化不适应，必然影响外派任务的完成，影响工作满意度、工作绩效，以及提前回国意向等。

第三节　开展跨文化教育的意义

实施改革开放，让中国更好地融入世界，让世界共享中国经济社会发展成果，是中国人民由"站起来"走向"富起来"的基本经验，更是推动我国经济高质量发展，实现中华民族伟大复兴必由之路。为进一步扩大对外开放，2013 年，习近平总书记提出建设"一带一路"的合作倡议；2015 年，中共中央、国务院发布《关于构建开放型经济新体制的若干意见》指出，对外开放是我国的基本国策；2018 年，十三届全国人大一次会议表决，将"推动构建人类命运共同体"写入《中华人民共和国宪法（2018 年修正）》；同年，中共中央印发《深化党和国家机构改革方案》，首次设立"中华人民共和国国家国际发展合作署"，加强对外援助的战略谋划和统筹协调，推动援外工作统一管理，改革优化援外方式，更好服务国家外交总体布局和共建"一带一路"等。因此，国际卫生合作和援助作为我国坚持对外开放基本国策和推动构建人类命运共同体的独特内容，其合作和援助内容、方式会越来越丰富，医疗卫生技术人才"走出去"成为大潮流大趋势。2020 年，新冠疫情严重威胁世界各国人民的生命健康，中国政府在应对本国疫情的同时，派出多个国际医疗卫生援助团队，"整建制"支援伊朗、巴基斯坦、意大利和伊拉克等多个国家的疫情防控工作。随着中国经济发展，"一带一路"命运共同体建设事业的推进，中国对外卫生援助会成为新常态。因此，开展跨文化教育，培养一批熟悉理解跨文化知识，能够针对众多经济社会、意识形态和政治文化截然不同的民族国家，制定关于全球健康的中国政策、培养从事国际卫生合作的复合型医疗卫生人才，无论从个人个体层面，还是组织社会层面，都具有积极意义。

一、对外开放基本国策的需要

（一）服务于对外经济合作

40 多年改革开放，中国人均 GDP 由 1979 年的不足 300 美元，跃升至 2023 年的 1.27 万美元，稳居世界第二大经济体。据统计，2023 年中国进出口货物贸易总额 5.94 万亿美元，连续 7 年保持货物贸易第一大国地位；2023 年，中国出入境游客 4.24 亿人次，2020 年以前，中国是世界第一大出境旅游客源国和第四大入境旅游接待国；2023 年，中国对外直接投资总额为 1500 亿美元，对外劳务合作派出劳务人员 34.7 万，分布全球 188 个国家和地区。

中国深度融入全球，与世界各国政治、经济、文化和健康卫生联系日益紧密；

同时，世界更加需要中国，中国对世界经济增长的贡献超过30%，是世界经济发展的重要动力源，中国与世界成为密不可分的"命运共同体"。中国的"一带一路"倡议，越来越被国际社会接受。因此，中国需要与不同经济发展、社会形态的国家开展卫生合作，为中国与世界的经济合作发展保驾护航。

(二)服务于国家外交

早在1946年，WHO宪章中就明确规定"享有最高的可获得的健康是人类的基本权利之一，不因种族、宗教、政治信仰、经济及社会条件而有区别"，并将"实现人类最高可能的健康"作为其组织宗旨。之后，健康权被纳入诸多国际和区域层面的各类条约之中。"健康是人类的基本权利之一"，已成为人类共同接受的价值观。"健康"一词不再仅仅被看成人们所期盼的祝福，而是人类为之奋斗的目标。由于健康具有普适性，站在国际人道主义的制高点，使其在国际活动中游刃有余，对于增加国际友谊，提高国际声望，常可获得传统外交无法达到的效果。

众所周知，援外医疗为我国外交阵地的扩大、大国形象的提升发挥了重要的作用，被国际社会誉为"南南合作典范"，有力促进了中国与"一带一路"共建国的友谊与外交关系。

国际卫生合作在各国外交中的地位不断上升，越来越多的国家借用国际卫生合作实现其外交政策目标。例如，巴西成功运用了其HIV/AIDS防治模式，帮助实现了扩大南南援助和增强国际领导力的效果，增加了巴西在联合国安理会改革和国际货币体系中的话语权。

非洲是中国重要的伙伴，在卫生援助合作领域有着深厚传统，但随着非洲经济社会发展，许多受援国的疾病谱和医疗卫生条件变化，对我国卫生援助提出了更高的要求。随着多个国家的援外医疗团队可能出现在同一个国家甚至同一家医院，相互竞争在所难免。受援国有了选择权，这是我国卫生援外工作影响力面临的挑战。这些均要求我国的卫生援助项目、卫生援外人员同步提升技术"硬实力"和文化"软实力"。

(三)服务于中国在全球健康领域的战略实施

国家的全球健康战略是一国政府对外发布的综合性全球健康立场文件，它宣示发布国对外政策中卫生安全和卫生发展援助的定位，明确今后若干年的行动方案与重点。2006年瑞士政府率先公布了其全球健康政策，此后美、英、法、德等主要西方大国和挪威、土耳其、欧盟也相继发布各自的全球健康战略。

中国是全球健康治理最重要的行为体之一，卫生发展援助遍及五大洲上百个国家和国际组织，因此，更需要内容清晰，包容性、平衡性强，"因国施策"和因地制宜，实现国家战略、外交政策与卫生合作目标有机融合的国家全球健康战略。

在中国快速发展的过程中，国际社会常提的一个问题，就是一旦富强，中国将如何在世界上使用其财富和力量。作为世界最大的发展中国家，大幅度增加对全球健康领域的投入，是利己又利人的明智之举。在此过程中，中国需要加强与所有行动方的沟通、交流与合作，同时也难免在相关领域面临误解、挑战、竞争，甚至遭遇战略性的敌视和防范。文化是疾病健康的重要因素，"因国施策"和因地制宜制定我国在全球健康领域的相关政策，意味着将更广泛、更深度地与不同经济发展、社会形态国家开展卫生援助与合作，即跨文化知识的支撑，才能制定出与各国疾病谱、卫生体系、卫生政策、经济社会和社会文化相适合的合作方案，使国际卫生合作与援助更加精准。

二、国际卫生合作实践的需要

在日益激烈的国际卫生合作援助格局中，需要高质量合作援助项目和高素质的援外人员，每一个外派专家是项目实施的最小单位，是任务的执行者。项目的有效实施，不仅取决于项目组织管理，还有赖于每一个专家的技术实力与跨文化适应能力。因此，开展跨文化教育，可以弥补我国援外医疗卫生人员的"短板"，更好进行援外项目管理，更好开展公共卫生实践，提高临床治疗水平和保护援外人员身心健康。

(一)援外项目管理中的文化冲突

项目管理指项目管理人员运用各种相关技能、方法与工具，对项目进行计划、组织、领导、控制等方面的活动，促使特定目标的实现。其中包括人力资源、成本、进度控制、质量、风险、沟通、采购、范围等管理模块。援外项目，则是带有外交色彩，是为完成国家政治任务，且发生在国外的项目，援外项目管理对援外项目实际管理者提出了更高的要求。其中最重要的管理要素为人力资源管理、沟通管理。

人力资源管理就是通过一定的手段将项目参与人员进行有效组合并充分发挥作用，包括组建项目团队、建设项目团队和管理项目团队三个方面。据研究，援外项目人员需要具备较高的综合素质，包括良好的职业道德、工作认真、踏实，有政治素质、思想觉悟和道德修养，还应具备较高的业务素质。其中具有团队精神的人建议进入项目管理层，项目负责人应具有较强的领导决策能力和较强的组织协调能力。因此，在援外人员选拔、队伍组建、队伍管理等方面均需要将人力资源管理纳入援外项目管理的必修课之一。

项目沟通管理是为了确保项目的信息的合理收集和传输所需要实施的一系列措施，包括沟通规划、信息传输和进度报告等。在援外项目中，掌握项目沟通能力至关重要，需要学会与多方的沟通。在与大使馆经商处的沟通过程中，既可以了解到当地政府、商业、外交、海关等与项目相关的信息，又可以吸取其他项目实施过程中的经验教训，并且在向大使馆经商处汇报项目进展情况时，如遇到问题，也可及时解决。与大使馆保持良好的关系，获得大使馆的支持，是项目得以顺利展开和顺利完成的前提和基础。同时，需加强与开展项目现场的人员沟通，就项目实施过程中的有关问题进行具体商谈，解决沟通相关问题，并协调队员与受援国人员间的关系。在项目实施过程中，还应注意与受援国政府的沟通。一方面，可以让受援国政府了解项目进度和开展过程中出现的问题，并让其监督、协调并解决这些问题，从而在最大程度上保证项目进度；另一方面，通过与受援国政府的沟通，可以了解受援国的对内和对外政策，及其政治、经济发展情况，以获取新的项目信息，并为后续项目做好积极的准备。

跨文化风险是指在国际化环境中，所要展开的活动由于受文化环境因素复杂性、不确定性的影响，而造成实际效果与预期目标相背离，甚至导致失败的风险。文化差异和文化冲突常常给项目管理实施带来诸多问题，可能分散项目成员为了实现目标而做出的努力，使得组织的资源消耗在解决冲突上，时间和金钱无法集中于项目本身。项目管理中，这种冲突的结果往往造成极度保守，沟通中断，非理性反映。援外项目中的文化差异和文化冲突主要表现在组织者的组织、管理、政策法规等方面的差异。

如果高层管理者能自上而下重视文化差异引发的冲突，做出积极的表率，带领并敦促管理层向下给出具体的行动指导，比如落实有关文化差异的培训学习、冲突场景的预演排练、建立突发冲突事件的紧急应对机制等，担负起解决冲突的主要责任，更加主动和细致地去理解和尊重对方的文化，那么这种跨文化适应的管理方式有助于照顾对方的自尊，激发对方的回报意愿，更有助于解决问题。

因此，对援外项目的管理者来说，要想援外项目能顺利实施，就要充分考虑受援方的风俗习惯等跨文化因素的不同，并对援建项目所在地的环境进行深入了解，确保援建项目更加适应当地的使用环境。

(二)公共卫生服务效果提升

公共卫生的核心是社区组织发动。因而，了解当地社区的文化、风俗是进行有效沟通、有效发动社区的前提。"入乡随俗"告诉我们，要在他国的公共卫生领域、公共卫生的国际合作领域取得成效，对对方的"俗"的了解、尊重和善用，是工作的起点和基点。全球健康战略中，在公共卫生领域的工作实施中，跨文化交流沟通尤为重要，因为许多公共卫生的改进涉及对当地的行为、观念、习俗的改变，乃至重大改变。例如，厕所严重不足是许多非洲国家重要的公共卫生问题之一。西非国家几内亚比绍有80%的学校缺乏适当的厕所设施，东非国家埃塞俄比亚有93%的家庭没有像样的厕所。

公共卫生工作特点包括工作对象的群体性、工作结果的统计性、工作过程的公众性，所以公共卫生项目的开展都需要社区宣传，发动群众。

1. 语言沟通

由于语言障碍，直接影响双方的准确交流且容易造成误解。双方文化背景不同、思维模式、语言习惯不大相同，即使都使用同一种语言进行交流，也会因思维模式的差异产生一定的误解。非洲幅员辽阔，资源丰富，地理环境多样。非洲有众多的民族、多样的语言，官方使用的语言在不同的国家也有所不同，法语、英语、葡萄牙语等前殖民国的语言依然在非洲国家官方语言中占统治地位。阿拉伯语、法语、英语、葡萄牙语是使用最为广泛的官方语言，在各国行政、司法、教育等公共领域发挥主要作用。非洲的众多语言一方面构建了丰富多样的语言生态，成为宝贵的语言资源，另一方面也增加了沟通成本，制约了融入全球化的进程。语言相通不仅是中非人文交流的重要目标，也是中非民心相通的基础。中非合作需要充分考虑双方语言的互联互通，重视非洲语言多样性现实。

2. 价值观

援外项目中涉及的"人"来自不同文化的国家、不同民族和不同文化背景，他们对自己、他人、机构、社会、自然的看法及评价标准，即价值观各不相同。不同的价值取向，带来了项目管理、决策、执行方法的复杂化。

3. 风俗习惯

风俗习惯对国际合作项目管理很重要。合作中有不少案例就是由于习惯、方式的差异而导致沟通失败以及不同文化对特定事物或现象的好恶差别而导致管理失败乃至项目失败。了解东道国的风俗习惯，有助于增大成功的机会，减少失败风险。例如，在埃博拉疫区里，葬礼是病毒传染最容易发生的场合。当地对葬礼仪式很重视，遗体下葬前会停留三天，以便亲友们能抚摸尸体、亲吻死者的额头等。如果有亲戚死亡，会不远千里参加葬礼，与死者告别，这都大大增加了病毒传播的可能性。塞拉利昂、几内亚、利比里亚三国交界处，埃博拉传播严重，与参加葬礼和遗体接触有关，如亲吻额头等，参加完葬礼回到居住地，就会造成病毒传播。但疫情防控如果不尊重当地风俗，会引发当地百姓的强烈反抗和威胁，易酿成惨剧。在不妨碍风俗习惯的基础上，帮助死者实施安全埋葬对控制埃博拉疫情尤为重要。同理，公共卫生项目应在尊重当地风俗习惯的前提下开展，十分必要。

此外，非洲国家不同宗教信仰也会带来与健康相关观念和行为的不同。

(三)临床诊疗服务质量提高

不同文化对相同疾病有着不同的语言概念和表达。以抑郁症为例，尼日利亚人的表达是"就像蚂蚁不停地爬进我脑袋里的某些部分"；南非的科萨族人没有专门表达抑郁含义的词语，但是他们使用"心痛"这个词来指这种状态；乌干达的卢甘达语也是如此；中国人则常常用"闷"这个词来传递一种像某种东西挤压着胸部和心脏的感觉。非洲很多地区缺乏把抑郁当作一种疾病或者症状的概念。因此，在跨文化研究中，如果我们对于文化差异的认识不充分，就会把一种文化的诊断系统及其背后的社会文化特点用于另一种文化方式的病痛体验上，而后者的诊断类别及其表达的社会文化特点也许大相径庭。

在临床诊疗服务中，还需维护就诊者的隐私权。如每间诊室、检查室内安装隔帘，形成独立、隐秘的诊察空间，或采取男、女分设检查室的方式；对涉及患者隐私的身体检查、治疗及病历资料，除了相关诊疗人员因医疗活动需要外，其他人员不得进行上述活动。因实习医生、进修医生的教学需要，可以在征得患者同意后进行；对于涉及患者隐私的有关临床检验结果，化验检验单应交给患者本人，本人如因各种原因不能来取化验单的，应交给其被授权人，其他无关人员不能查阅患者的检查检验结果；病人住院期间的病历资料，除因医生诊疗、会诊、讨论等活动需要外，无关人员不得查阅、记录、复印等。

在住院治疗期间，更应该尊重和维护患者的民族风俗及宗教信仰习惯，这往往会直接影响诊疗活动的顺利与否。如：信仰基督教的患者忌讳星期五和13号，因此在安排特殊治疗或手术日时，应加以考虑。因此，在入院接待时通过入院介绍使患者尽快熟悉和了解医院、病区、病房环境、设备、工作人员、医院的规章制度等医院的文化环境；同时根据患者的文化背景及需求，了解不同文化背景下各自的禁忌，从语言、饮食、治疗方式、生活习惯等各方面给予充分尊重，并设法帮助患者安排好每一项检查、治疗及生活细节等。

因此，开展跨文化适应培训，学习东道国文化将有助于对跨文化风险进行识别、理解和采取正确的应对策略与方法，尽量避免引发文化冲突，促进合作各方的顺利沟通，从而更好地避免跨文化风险，推动国际公共卫生合作项目的开展。

三、跨文化适应教育措施

不同国家和地区间的文化差异，不仅是生活习俗和语言行为的差异，同时也是个体思想观念的差异。对于文化认同的教育、培养和引导是实现跨文化适应的重要途径。在社会发展和国际竞争的大环境下，跨文化的教育和培训不仅是文化传播的工具，更是反映文化多样性的重要手段。目前培养具有国际视野、跨文化适应能力的全球卫生人才的措施主要包括两类：第一类为正规高等教育，全方面提升全球卫生人才的专业素质和跨文化适应素质；第二类为跨文化适应培训，主要针对外派人员和从事国际合作工作者而开展跨文化培训。

(一)跨文化教育

与跨文化教育相关的概念有三个。

1. Cross-cultural Education

重点强调两种或多种文化之间的比较，教育目标是促进多种文化的和平共处。在心理学领域，跨文化教育旨在探讨文化对人格及其他心理所产生的影响。在早期的社会学和人类学研究中更为常见，关注不同文化中社会运行机制的对比研究。Cross-cultural Education 强调文化差异的重要性。

2. Transcultural Education

指拥有不同文化背景的个体之间相互交流、相互生活，进而创造新的文化意义的过程。目标是普遍价值的形成和一般能力的培养，比如尊重他人、诚实、自主、和平、正义、环境保护化及自我发展。

3. Intercultural Education

在承认文化多样性的基础上，强调作为整体的族群文化与个体行动者之间的辩证关系，也强调日常生活中不同文化群体及个体之间的交互，谋求在交互的基础上解决冲突，实现理解和交流。

跨文化教育的基本目标，是培养学习者的跨文化能力，以促进文化整合和培养适应全球化时代要求的公民。

(二)跨文化能力

提高外派人员跨文化能力，就是要提高其生活的适应性、交往的灵活性、工作的有效性。关于跨文化能力的含义，依据跨文化交际理论以及能力模型，一般可以划分为以交际学和心理学为基础的交际适应取向下的跨文化能力，以应用语言学为基础的外语教育取向下的跨文化能力和整合取向下的跨文化能力。

1. 交际适应取向下的跨文化能力

跨文化能力最简单的界定是在跨文化情境中做出恰当的行为，以实现有效交际，跨文化能力的基本标准即为适当性和有效性。比如一个留学生，能与教授、同学、邻居等不同角色，在存在差异的交际中，发展和维持各自的关系，能够良好地交往，并将意义的丢失和扭曲最小化，并表现出与他人合作的状况，则表明该留学生跨文化能力良好。

2. 外语教育取向下的跨文化能力

语言作为一种交际的工具，承载着文化，学习外语掌握语言是跨文化能力的重要组成部分，包括交际的可能，即能实现基本的沟通，在适当的情境中做出适合的行为反应等。

3. 整合取向下的跨文化能力

美国学者迪尔多夫以国际教育中国际学生的跨文化能力培养为主题，用德尔菲法以跨文化能力研究领域的专家，为研究对象，建构了广泛认可的跨文化能力的整合模型(见图1.1)。他认为，态度是跨文化学习的前提条件，在形成跨文化态度的基础上形成跨文化知识与技能的培养，跨文化知识与技能相互影响。内在结果和外在结果属于跨文化学习的不同层次，内在结果属于个体层次，而外在结果则是从交互的层次上获得。

(三)高校教育

1996年瑞典卡罗林斯卡医学院开设全球卫生课程。1999年美国加州大学成立世界第一个以全球健康命名的研究所。世界尤其是北美地区高校，如哈佛大学、华盛顿大学、杜克大学等，相继成立全球健康研究机构。至2010年，美国、加拿大有37.5%的医学院校都开设全球健康课程；伦敦卫生与热带医学院在2011年率先开设全球卫生政策的远程硕士学位课程，形成了完整的从本科到博士的人才培养体系。2012年武汉大学在国内首设全球健康本科专业，此后10余所大学相继成立全球健康系或相关的研究机构。2008年，在比尔·梅琳达盖茨基金会和洛克菲洛基金会的支持下，全球健康大学联盟(CUGH)成立，吸纳了全球203所大学成员。

在重视全球卫生教育的同时，国外大学也开设了跨文化交际专业，例如，纽

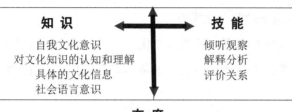

图 1.1 迪尔多夫跨文化能力模型

卡斯尔大学开有跨文化交际文学硕士专业（Cross-cultural Communication MA），谢菲尔德大学开设有跨文化交际与国际发展文学硕士专业。国内高校大多在外语专业下开设跨文化交际方向。随着全球化的推进，以及中国全球战略的实施，不仅健康领域，更多领域均需要具有跨文化适应能力的人才，因此，应当将跨文化能力的培养，融入全球健康人才的培养体系中，并在其他领域人才培养体系中逐渐推广。

在国内外，有些大学设立了与跨文化相关的学位教育，部分院校把它设为必修内容。

1. 学位教育

专业学位教育，是指通过专业学位教育制度，培养适应社会特定职业或岗位的实际工作需要的应用型高层次专门人才。我国自 1991 年开始实行专业学位教育制度以来，已基本形成了以硕士学位为主，博士、硕士、学士三个层次并存的专业学位教育体系。硕士学位、博士学位由国务院学位委员会授予的高等学校和科研机构授予。如北京外国语大学开设比较文学与跨文化研究的硕士学位教育,下设国际文学关系研究、国际中国文化研究、跨文化与翻译研究等研究方向。意大利都灵大学(Università degli Studi di Torino,UNITO)开设本科跨文化交际专业,每年招收 50 名国际生,毕业生可在非政府组织、国家公共机构和国际机构、社会研究中心和研究所、负责保护和加强有形和无形文化遗产的民族博物馆和机构,以及在多元文化的公司、企业、组织中任职。

2. 课程教学

课程是按照一定的社会需要,根据某种文化和社会取向,为达到培养目标所制定的一套有目的、可执行的计划。它规定培养的目标、内容和方法,一套具体实施的策略,也具备恰当的评价方法。广义上,教学是指教者指导学习者进行的一切有目的的学习活动。狭义上,教学是指在学校中教师引导学生进行的学习活动。跨文化交际课程在英语专业本科课程中被列为必修课程,如清华大学在讲授《大学英语》时,要求"跨文化交际"为必授内容。

(四)专门培训

跨文化适应专项培训是外派人员和从事国际合作的人员非常重要的一课,也是确保国际合作、跨国事务顺利完成的重要环节。例如:成立于 1961 年,具有美国官方背景的组织和平队,通过招募志愿者到指定国家或地区工作。派遣前必须在美国境内进行 3 个月的跨文化相关培训。专门培训主要有课程培训和环境模拟:

1. 课程培训

请专家以授课方式介绍东道国文化的内涵与特征,指导员工阅读有关东道国文化的书籍和资料,为他们在新的文化环境中工作和生活提供思想准备,使员工能提前了解国外的生活环境、工作环境及各方面的配套,做到心中有数,心理预期建设与国外环境接近,为其跨文化能力提升储备知识。培训内容包括以下五个方面:语言、环境、文化、敏感性以及实地训练,并且不同类型的外派人员需要侧重不同内容的培训。语言培训既包括传统意义上的语言培训,又包括商务理解和非语言的行为，如交流技巧、特殊性的交流、当地常用俗语或表达方式等。环境、文化和敏感性培训包括对东道国国家的环境、文化和敏感性的培训，目的是帮助外派人员适应东道国特定的生活环境、文化环境和工作情境。培训内容包括提供东道国地理气候、社会价值和信仰、历史、政治、宗教、经济、商业习惯和惯例等因素的信息以及这些方面与本国的区别之处，适应技巧和处理对策，尤其要提供东道国的文化避讳、必须尊重的习俗和危险的地方。

2. 环境模拟

通过各种手段从不同侧面模拟东道国的文化环境。将在不同文化环境中工作和生活可能遇到的情况和困难展现在员工面前，让员工学会处理这些情况和困难的方法，并有意识地按东道国文化的特点思考和行动，提高自己的适应能力。通过有效的环境模拟可以让员工产生积极的跨文化适应意识，将跨文化问题延伸到工作、生活、心理等多个层面，借助这些层面的强化实现适应能力的提升。环境的模拟应契合员工实际及国外的文化环境，在模拟项目的创设上，根据员工在外国生活时可能遇到的工作问题、生活问题、饮食问题、情感问题及心理问题等进行设计，加以引导，锻炼员工观察问题的能力，分析处理事情的能力，以及心理自我调整的能力等。以环境模拟为契机，了解员工的心理适应特点及文化适应能力，以此为依据制定可行性高、针对性强的优化教育培训策略。在环境的模拟中凡是涉及工作场景、生活场景、人文社会环境等方面都需要面面俱到，引导员工在遇到问题时能做出正确的判断选择，降低员工跨文化工作、生活的内在外在压力。

经过跨文化适应培训的技术人员和管理人员，再让其参与到国际公共卫生合作中，我们有理由相信，他们能够识别跨文化风险、理解和采取正确的应对策略与方法，能避免引发文化冲突，最终促进各方顺利推进合作。若更多具备跨文化能力的人才加入，中国在全球健康治理中发挥作用，国际公共卫生合作顺利推进便能增添更多保障。

第二章　公共卫生伦理与医学伦理

第一节　公共卫生伦理

为增进人类健康和保障全球公共卫生安全，各类公共卫生治理者之间取得具有共识性的伦理理念具有重要的意义，从而强化公共卫生管理机制的执行，优化公共卫生资源的配置，落实公共卫生措施的实施，最终实现可持续性发展目标议程所提出的"不让一个人落下"的目标。

一、公共卫生伦理原则

(一)公共卫生伦理的定义

伦理是处理人与人、人与自然、人与社会的相互关系过程中，人为何种行为或是如何为某一行为时应当遵循的指导理念和行为准则，主要包括了人的价值观、义务、责任和道德标准等。相对于法律法规，伦理对人的行为的指导通常具有较高的理念抽象性，较强的自觉内化性，以及较好的文化交融性。

伦理在健康领域得到了广泛的应用，医学伦理和生命伦理等分支均发展得较为成熟，公共卫生伦理相对而言是一个新兴的学科。《伦理与公共卫生：模式课程》(2003)中将公共卫生伦理定义为有助于指导旨在促进健康和防止人口伤害和疾病的行动的原则和价值观。可以分为三个具有交叉的方面：①职业伦理(professional ethics)，即公共卫生从业人员为人群健康而执行公共卫生行动的职业道德价值。通过在公共卫生活动中强化职业伦理，培育公共卫生从业人员的职业责任感，提升社会对公共卫生从业人员的信任感。职业伦理的形成是以角色为导向的，通过制定公共卫生伦理准则，帮助从业者在履行职责的过程中以道德的方式参与公共卫生行动；②应用伦理（applied public health ethics），即公共卫生事业本身的伦理维度。应用伦理是在公共卫生政策制定和实施中，以情境或是案例为导向，决策者将伦理学一般原理用于具体的个案中，对其中的权益冲突和伦理做出博弈和价值选择，并寻求到决策的伦理依据；③倡议伦理（advocacy ethic），即公共卫生政策决策者将健康社区作为优先的价值选择，倡议社区内居民接受健康的人口、降低健康不公平和实现正义是公共卫生的优先事项。在倡议伦理下，公共卫生政策决策者为了实现公平正义，可以采取必要的、具有一定强制性措施保护弱势群体，改善他们的健康状况，促进健康公平。

2007 年，英国纳菲尔德生命伦理理事会（Nuffield Council on Bioethics）发布了《公共卫生：伦理问题》（*Public Health：Ethical Issues*）。在报告中提出，公共卫生政策强调的是预防而不是治疗病人，关注的是整体人群而非单一个体，因而公共卫生伦理与生物医学伦理之间存在差异。公共卫生伦理框架内，所有参与者都需要在集体行动中积极发挥各自的作用，并承担相应的责任。政府尤其要在公共卫生行动中发挥重要作用，提供条件，承担起满足人群健康需要的管理责任。这种强调政府责任的公共卫生伦理框架被称为"管理模式"，通过采取适度的公共卫生干预，减少健康不平等，使每个人都能够保持健康。

综上所述，公共卫生伦理（public health ethics）是指在增进人群健康、预防疾病和伤害的公共卫生行动中，用于指导和规范所有公共卫生行动参与者的价值原则和行动准则的总和。公共卫生伦理具体含义可以分为三个层次：①在宏观层次上，为国家选择优先发展事项并制定有针对性的公共卫生政策和行动策略提供伦理依据；②在中观层次上，为公共卫生服务提供机构和从业人员提供行为规范，增强职业责任感；③在微观层次上，树立个人为自身健康第一责任人的观念，为个人积极参与集体性的公共卫生行动提供精神动力。

(二) 公共卫生伦理原则

伦理原则是对人的行为是否应该做和应该如何做等抽象问题作出评价和规引的

道德信念，它深深植根于人们对生活或存在的目的和意义的一般看法之中。作为伦理原则形成的理论基础，包括了功利主义、自由主义、社群主义、团结、契约论、平等主义等。其中前四种伦理理论基础在公共卫生实践中应用较为广泛，即：①功利主义（utilitarianism），由英国哲学家边沁提出，通过测量社会行动的效果来评判社会行动方案或政策项目的优劣，是一种目的论的伦理学；②自由主义（liberalism），由德国古典主义哲学家康德提出，将权利作为核心概念，对于每个个体的权利给予同等的价值尊重，强调不能以任何理由予以侵犯；③社群主义（communitarianism）。通过在社区内培养良好的道德和行为，使得社区内每个成员改善生存状况；④团结（solidarity），个人基于团结互助而被激励为他人的利益采取行动。由此形成了多种公共卫生伦理原则的观点。主要有如下几类：

2002年，美国公共卫生领导学会（Public Health Leadership Society）发布公共卫生伦理实践的原则，主要包括12条：①以预防为主，强调以疾病预防的方式满足人群的健康需求；②以尊重社区内居民的个体权利的工作方式来实现人群的健康；③提高社区对公共卫生政策、方案和优先事项的评价能力，并确保所有成员有机会参与公共卫生治理；④改善基本公共卫生资源和卫生条件的可及性，为弱势群体提供支持和帮助；⑤收集有助于识别公共卫生优先发展事项和完善公共卫生政策所必需的信息；⑥信息公开，以便于社区居民能够对公共卫生政策和方案享有知情同意权；⑦公共卫生机构采取有效的方式开展公共卫生行动；⑧公共卫生行动方案和政策的制定应当考虑和尊重社会中多元化价值观、信仰和文化，并进行整合；⑨公共卫生方案和政策的实施应当以最能促进自然和社会环境的改善的方式来实施；⑩公共卫生机构应当保护个体的隐私，不属于对他人或社会有严重危害的信息不得公开；⑪公共卫生机构应当保证从业人员具备胜任本职工作的能力；⑫致力于建立广泛的合作关系，使得公共卫生政策实施机制具有权威性和有效性。

2003年，加拿大多伦多组成了工作小组，从伦理角度分析了对传染性非典型肺炎（SARS）流行防控至关重要的伦理问题和价值观。确定了与SARS相关的10条核心伦理原则，即：①个人自由原则；②保护公众不受侵害的原则；③比例关系原则；④互惠原则；⑤透明原则；⑥隐私原则；⑦保护社区名誉不受损害的原则；⑧提供医护责任原则；⑨平等原则；⑩团结原则。

2012 年，加拿大安大略公共卫生机构发表《公共卫生项目伦理实施框架》。在公共卫生政策制定过程中，产出与之相关的证据的实践或是研究通常面临伦理问题，该报告试图提供一个综合性的伦理审查框架。在报告中，从公共卫生的角度解读了加拿大《设计人类研究的伦理行为》(第二版)中三个核心伦理原则，即对个人的尊重、对福利的关注和公正。报告认为，这三个核心伦理原则在公共卫生领域具有良好的适用性，但需要将三个原则赋予更为丰富的内容，平衡个体与群体的权利和福祉，保护弱势的群体，从而实现健康的公平增进。同时，报告中也提供了在进行公共卫生项目设计时需要考量的 10 个伦理问题及其要点。

2017 年，WHO 发布《公共卫生监测伦理指南》。公共卫生监测指连续系统地收集、分析和阐释卫生相关数据，以便计划、实施和评价公共卫生工作。公共卫生监测可以监测疾病趋势，也能有效控制疫情。公共卫生监测的工作方式可能是入户调查、网络调查、疾病登记、实验室数据等。公共卫生监测可能面临的伦理问题在于被调查人员是否信任该项工作，是否同意并愿意提供真实的信息。因此，公共卫生监测领域的伦理问题重点在于共同利益，团结、问责、信任以及个人权利与集体利益的平衡。为此，WHO 提出了 17 条伦理原则：①各国有义务建立适当、可行、可持续的公共卫生监测系统。监测系统基于公共卫生的优先发展事项，明确收集、分析、使用和发布数据目的与计划；②国家有义务制定一系列适当的、有效的机制保障对公共卫生监督进行伦理审查；③收集公共卫生监测数据仅服务于合法的公共卫生目的；④国家有义务确保监测数据的采集质量，即收集的数据能够及时、可靠、有效地实现公共卫生预期目标；⑤公共卫生监测规划应该遵循透明的政府对公共卫生事项的优先顺序设定；⑥国际社会有义务为那些缺乏实施公共卫生监测资源的国家提供支持；⑦在规划、执行和使用公共卫生监测数据时，应考虑到社区的价值观及其关注的问题；⑧公共卫生监测负责人应在监测项目实施前，识别、评估、最小化和披露与监测相关的伤害风险。对相关伤害的监督应该是连续的，一经发现，应当及时应当采取适当的措施来减轻伤害；⑨对特别容易受到疾病、伤害或不公正待遇的个人或群体的监督至关重要，需要仔细审查，以避免增加不必要的负担；⑩政府和其他持有监测数据的相关方必须确保具有可识别性的监测数据的安全；⑪在特殊情况下，收集姓名或是具有可识别的数据可以得到辩护；⑫当需要可靠、有效、完整的数据集并且有相关的保护措施时，个人有义务对公共卫生监测作出贡献。这种情况下，伦理上可以不需要个人的知情同意；⑬监测结果必须有效地传达到相关的目标受众；⑭有适当的保障措施和正当理由，负责公共卫生监测的人员有义务与其他国家和国际公共卫生机构共享数据；⑮应对突发公共卫生事件，参与监测的所有各方有及时共享数据的义务；⑯在有适当理由和保障措施的情况下，公共卫生机构可以出于研究目的使用或共享监测数据；⑰个人的具有可识别性的监测数据不应与可能将其用于对个人采取行动或用于与公共卫生无关的用途的机构共享。

国内的学者也积极致力于对公共卫生伦理原则的研究。翟晓梅（2016）对公共卫生伦理原则进行了阐述，主要包括：①使目标人群受益最大化；②避免、预防和消除公共卫生措施对目标人群的伤害；③实现公正，既要实现公共卫生资源的配置公平，还要实现各方参与公共卫生决策的程序公平；④尊重个人的自主选择和行动；⑤保护个人隐私；⑥信守维护人群健康的承诺；⑦保证信息的公开；⑧在多元化的价值取向的背景下建立和维持各参与方之间的信任。

根据现存的公共卫生伦理原则的应用经验，结合全球公共卫生实践的发展趋势，归纳起来，公共卫生伦理原则应当主要包括如下几项：

（1）公正原则：是公共卫生伦理的核心原则，是指人群中无一例外地被给予公平、正义、恰当的公共卫生覆盖机会，从而保障人人享有健康的均等机会，获得可能实现的最高健康水平。但是，公正原则并不是等同于"平均化"。亚里士多德曾对社会公正进行了解读，即"同样的人应予以同样对待，不同的人应予以不同对待"。因此，公共卫生的公正原则应当是既具有实操性的实质公平，即按照人群的健康需要和需求公平地配置资源从而增进人群的总体健康状况；有具有规范性的程序正义，即公共卫生项目的实施步骤应当符合正当性。

（2）团结原则：是公共卫生伦理的合作原则，是指在公共卫生项目实施中，所有的行动参与者作为一个整体进行合作，相互关注，共担风险，共享福祉。全球一体化已经将各个国家和地区联系在一起，成为"地球村"，为了减低、消除健康不公平，各个国家和地区追求自身健康目标的同时，也要关注其他国家和地区，守望相助，互惠互利，合作共赢。特别是在应对突发公共卫生事件时，所有的参与者需要响应全社会、全政府的号召，采取共同一致的行动，履行公共职责，减少可预防风险带来的损害，增强集体行动能力，促进平等，给予弱势人群支持，共享公共健康。

（3）尊重原则：是公共卫生伦理的人道原则，是指在实施公共卫生政策或是行动时，公共卫生组织和从业人员必须以尊重社区和居民权益的方式实施人群健康的增进。2000 年世界卫生组织年度报告《卫生系统：改进业绩》中指出卫生系统的三个基本目标：①提高人群健康水平；②具有反应性；③能够保障患者财务开支不致过高。其中的反应性对于个体的尊重部分包括三个方面：不侮辱和贬低个人的尊严；妥善保管个人的隐私和保护个人对健康服务项目的自主选择。由此，可以推演到公共卫生实践中，同样可以从三个方面落实尊重原则。例如，《中华人民共和国传染病防治法》中规定：国家和社会应当关心、帮助传染病病人、病原携带者和疑似传染病病人，使其得到及时救治。任何单位和个人不得歧视传染病病人、病原携带者和疑似传染病病人。

（4）不伤害原则：是公共卫生的约束原则，是指在实施公共卫生政策时采取的具体行动和措施不会对被实施对象的健康和权益产生侵害。根据马斯洛需求理论，安全是人类的需求层次之一，表现为人类在社会秩序、法律、医疗、教育等各方面渴望获得安全的保障。由此可知，公共卫生行动和措施不能够对被实施对象的任何一种安全需要造成不必要的伤害。如果必须采取某些在心理上或生理上会对被实施对象生产一定伤害的措施，应当将不可避免的伤害控制在最低程度之内。例如，筛查是一种常用的健康干预和疾病初级预防措施，有利于早期发现、诊断、治疗疾病。在设计筛查技术具体方案时，应当不采用或减少采用有创伤性的筛查技术。

（5）责任原则：是公共卫生伦理的保障原则，是指每一个公共卫生行为主体都应当作为一个理性的责任主体，对自身自由行为的社会后果承担道德责任。对原则的具体含义应当从两方面理解：一是公共卫生服务机构和从业人员在运用专业技术知识和技能理性为他人服务的责任，即各类参与者的自由行为被约束于公共卫生行动的共同目标和任务上，预防或减少基于自身利益而实施的无效行为；二是理性保护自己健康的责任，即个体不仅是公共卫生保健的利用者，也是公共卫生成就的贡献者，例如养成健康的生活习惯，摒弃损害健康的行为。责任原则对于公共卫生实践发展既有事中监督和事后的评价功能，还有前瞻性的指引，以及对未来愿景的预测的功能。《"健康中国 2030"规划纲要》提出了人民共建共享的卫生与健康工作方针，坚持政府主导与调动社会、个人的积极性相结合，推动人人参与、人人尽力、人人享有，落实预防为主，推行健康生活方式，减少疾病发生，强化早诊断、早治疗、早康复，实现全民健康。加强健康教育，塑造自主自律的健康行为。

（6）主体性原则：是公共卫生伦理的能动原则，是指在公共卫生发展不断满足人群的个性化公共卫生需求时，公共卫生行动需要制定鼓励各方参与者的创造性、能动性的原则和秩序。人的全面发展是人的需求的最高层次，也是可持续性发展的最终目标，调动人的创造性、自主性活动更符合伦理道德的内核。例如，WHO 作为一个公共卫生行动主体在现代公共卫生事业的进步中发挥了重要作用。在公共卫生的新挑战之下，WHO 不断进行深入的、广泛的改革，为跨国之间的公共卫生合作搭建新平台，创设国际合作的新机制，在传统技术和规范作用之上增加了行动能力，应对全球公共卫生的新需求，为受影响人群提供有效的服务。

（7）科学化原则：是公共卫生伦理的进步性原则，是指公共卫生实践中积极发挥科学对人的健康增进和全面发展的正向积极作用，并预防和减少消极作用。在科技发展不断加速的背景下，技术更新对于公共卫生实践而言是双刃剑，具有先进性，也具有威胁性。例如，通过对胚胎基因进行编辑，预防和减少某一特定疾病的技术在学术上已经达到了成熟的水平，但是必须通过进行伦理审查的方式考虑基因编辑的必要性。再如，在人群利用互联网+技术收集传染病监测、慢性病预防等信息，能够提高公共卫生决策的循证证据的能力，使得公共卫生项目更具有针对性和科学性，但是也必须警惕大数据的安全隐患。

（8）相称性原则：是公共卫生伦理的效用原则，是指为了达到人群健康的公共卫生目的，公共卫生机构应当对采取的公共卫生行动进行效用评价，并确保实施的公共卫生措施是必要的、合理的和适当的，且其可能产生的消极结果与公共卫生危机的性质和程度相称。例如在 2016 年 2 月，WHO 正式宣布将寨卡病毒列为全球紧急公共卫生事件。针对寨卡病毒不断变种进化对传染病防控提出新挑战，公共卫生机构和从业人员需要在最短时间内迅速对检测出的感染者进行隔离诊疗，并对感染地区或场所进行喷洒式消毒，预防避免大面积扩散；同时还需要对疑似病人和病毒携带者采取留验和诊验的卫生处理措施，这些情况下都可能对被诊验、治疗者的自由造成损害，但是鉴于寨卡的疾病严重性，这些措施具有相称性。

二、疾病预防与控制

(一)疾病预防与控制的主要挑战

现代公共卫生的早期发展主要致力于对传染病的应对。但是进入 21 世纪后，从全球的健康状况分析，疾病谱发生了重大的转变，慢性病的发病率和死亡率不断提升，逐步形成了慢性病和传染病双重的公共卫生挑战。

长期以来，传染病对社会发展和人类生活造成了深远影响，例如，鼠疫、霍乱、流感等都曾在人类的发展过程中造成了严重的危机。2022 年，因为艾滋病、结核病、疟疾、病毒性肝炎和被忽视的热带病等疾病导致死亡的人数超过 570 万人。因病致贫与因贫致病的不良循环使得部分低收入国家的公共卫生系统非常疲弱，无法为人群提供必要的公共卫生预防措施和紧急救治。同时，一些新兴的传染病，例如埃博拉、寨卡等传染病疫情的出现进一步加剧了公共卫生系统的压力，为公共卫生政策的制定提出了新的挑战。

随着烟草使用、有害使用酒精、不健康的饮食习惯、缺乏身体活动、空气污染和环境变化等健康风险的增加，非传染性疾病在各国流行，例如，糖尿病、癌症、中风、慢性呼吸系统疾病和心脏病等成为了人群主要死因。慢性非传染性疾病(简称"慢性病")主要包括心血管疾病、癌症、慢性呼吸系统疾病和糖尿病。慢性病造成的死亡人数约占全球死亡的 74%。慢性病导致的死亡人数中包括 1700 万年龄在 30~69 岁的过早死亡。超过四分之三慢性病死亡和 86% 的过早死亡发生在低收入和中等收入国家。

(二)疾病预防与控制的伦理

1. 传染病预防与控制的伦理

在传染病的预防和控制中，公共卫生伦理的核心要点是在个人权益和社群利益之间的博弈平衡，实现全社会响应。从个人层面来看，为了公共利益，有责任有义务积极参与传染病防控行动，遵循传染病防控措施。例如，为了切断传染病的传播途径，隔离诊验和治疗必然会对个人的行动自由造成一定限制；为了保护易感人群，疫苗接种应当达到相应的覆盖率标准，也会对个人的选择自由有一定的影响；在疾病传播可能消除以前，个人有义务保持社交距离，不参与和从事可能导致疾病播散的活动。从宏观层面，政府制定传染病防治策略和开展防控行动时，政府的义务包括：采用的传染病防治技术应当安全、可靠和有用；宣传的传染病防治知识应当易懂、普及和实用；公布的传染病疫情信息应当真实和透明；确保传染病的资源配置应当公平、效率和相称；基于传染病流行数据，在循证基础上进行防控措施的效益与风险评估，掌握关键信息，最大限度保护个人和社区免受不必要的伤害；对传染病病人、疑似病人和病毒携带者的自主性和隐私予以尊重和充分保护；对弱势患者提供救助，实现卫生公平。

联合国 17 个可持续性发展目标中的 3.3 提出了在传染病防治领域的共同目标，即到 2030 年，消除艾滋病、结核病、疟疾和被忽视的热带疾病等流行病，抗击肝炎、水传播疾病和其他传染病，为传染病预防与控制的伦理建立了清晰的导向性目标。以结核病防治为例，2017 年，召开了主题为"在可持续发展时代通过多部门应对方式终止结核病"的第一届世卫组织全球部长级会议，会上发表了《终止结核病莫斯科宣言》，各国承诺：加强卫生系统，提高公共卫生服务质量；提高国内和国际投资来调动可持续的充足资金；推进用来诊断、治疗和预防结核病的新工具研发工作；加强多部门行动，跟踪进展情况并建立问责制，充分体现了对公共卫生伦理责任原则和科学性原则等多项基本原则的落实。

2. 非传染性疾病预防与控制

非传染性疾病的预防和控制中，公共卫生伦理的核心要点是如何发挥出所有相关方的主体能动性，并形成广泛合作的机制。非传染性疾病通常表现出：致病危险因素多；病情发展进程缓慢；病程持续时间长等特点，单一依赖卫生部门对非传染性疾病的干预和控制影响较弱。在健康的社会决定因素模型下，政府通过将健康融入所有政策的决策思路来发挥主导作用，调动起多部门的联合行动尤为重要。2011年，联合国大会通过有关非传染性疾病问题的政治宣言。2013 年，世界卫生大会通过决议，提出各国到 2025 年要实现的 9 个自愿性目标。在推动多部门行动中，为了解决公共卫生问题，应当使公共卫生部门与各相关部门之间建立解决跨部门问题的机制，以及处理相互间责、权、利不平衡状况的制度化程序。此外，大量的研究表明，当公共卫生资源一定的情况下，个体健康素养的养成和不健康行为的改变对于预防和控制非传染性疾病具有较好的效果。因此，应当在社会范围内，形成个体为自身健康负责的价值导向。

三、突发公共卫生事件处理伦理

(一)突发公共卫生事件的定义

突发公共卫生事件是指突然发生的、对公众健康和生存造成或是可能造成严重损害的任何卫生事件。突发公共卫生事件按照发生的原因可以分为：重大传染性疾病暴发、食物中毒事件、生活环境的严重污染事件、自然灾害导致的突发事件和不明原因的任何医疗状况等。

突发公共卫生事件的特征主要表现为：①突发性，即事件发生前对事件发生的时间、地点和结果不能够预见或是虽然预见但是超出了预见的范围；②群体性，即事件发生后影响的对象并非单一个体，通常在社区内、地域内，甚至跨国间形成普遍影响；③严重危害性，即事件发生后不仅损害个体健康，还可能威胁社会的经济发展和秩序稳定。

(二)突发公共卫生事件处理的主要挑战

近年来，全球发生了多次突发公共卫生事件，是全球公共卫生安全的主要威胁之一。例如，2013 年，菲律宾的多个地方受到台风"海燕"影响。2014—2016 年，西非的埃博拉疫情对几内亚、利比里亚和塞拉利昂三个国家造成了严重影响，共导致超过 11300 人失去生命。2015 年尼泊尔连续遭遇两次强烈地震的袭击，造成了受灾地区超过 8000 人死亡，16000 多人受伤，大量的灾民需要获得社会心理支持。

(三)突发公共卫生事件处理的伦理规范

突发公共卫生事件对相互依存日益加深的各国来说，如何加强协调合作，共同应对灾难，是严峻的考验。各国必须在全球一体化、文化多样化、价值多元化、信息数字化的价值观念下协同工作。

(1)以减轻生命损失和痛苦为前提，协调一致行动。在突发公共卫生事件中，应将人群的生命和健康放在价值的首位，采取的应对措施要以生命挽救和痛苦减轻为前提，与各合作伙伴及早地采取协调一致的应对方法。2014年在西非暴发的埃博拉的突发疫情中，跨文化的公共卫生合作发挥了极为重要的作用。通过派出专家组给予技术支持，增强疫情国家的实验室能力，提供所需要的资金和物质，采集了更多的样本，改进了数据收集和共享的方式，社区宣讲疾病预防和控制的知识，由此帮助疫情国统一处理和应对疫情，较快控制疫情，进入恢复阶段。

(2)尊重本土文化，发挥社区的重要参与作用。在预防和控制突发公共卫生事件中，社区的参与十分重要。社区内具有文化的共通性，宣讲的疾病预防和控制知识和技能更易于被居民理解和接受。此外，社区贴近居民的生活环境，进行病例管理、监测和追踪疫情的变化情况等具有便利条件。增强社会对公共卫生突发事件破坏的耐受力和恢复能力。

(3)协同合作，建立应急预案，增强科学性。世界卫生组织突发卫生事件新规划是响应各会员国积极应对突发公共卫生事件的诉求而建立的。该规划覆盖了突发卫生事件风险管理的全周期，主要分为四个步骤：①降低或缓解风险：应采取应急预案保护人群健康免受危害；②准备：应对突发公共卫生事件制定和完善应急行动计划建立信息系统，并培训公共卫生人员和志愿者；③应对：及时提供紧急医疗援助、住所和其他关键设施服务；④恢复：重建健康、安全的社区。世界卫生组织突发卫生事件新规划还在各相关方之间形成了协调平台，实现了规划项目内拥有统一的工作队伍、统一的预算、统一的问责制、统一的系统、统一的基准，指导和协助各国及时发现、快速核实、得当应对和稳妥恢复，从而最大限度地缩小突发公共卫生事件对全球经济和人类健康影响。

四、妇幼保健伦理规范

妇女和儿童是人类发展的希望和基础，提高妇女和儿童健康状况是弥合人群健康差距的关键，关注妇幼保健则是在全球范围实现以全民健康覆盖为核心的可持续性发展目标的重要途径，关乎到社会的发展和人类的福祉。千年发展目标框架体系内目标 4 和目标 5 规定了妇幼健康改善的目标，2015 年，前联合国秘书长潘基文推出了《妇女、儿童和青少年健康全球战略（2016—2030）》，其目的是努力终结所有可预防的妇女、儿童和青少年死亡，创造一个使这些人群不仅能生存而且能繁荣发展的环境。可持续性发展目标以增进所有人的健康生活方式并促进其福祉为核心，在目标 3 中再次提出要到 2030 年前减少或消除可预防的孕产妇死亡、儿童死亡，使妇女、女童和青少年能够生存并茁壮成长。

（一）妇幼保健的主要挑战

21 世纪以来，妇女和儿童的健康状况得到显著的提高，但是基于其自身的生理特点和普遍存在的社会特点，从高质量的公共卫生服务工作中获益通常会受到阻碍，尽管其健康状况尽管一直被增进，却无法获得可能的最高健康水平，全球因可预防性疾病导致的妇女儿童死亡人数仍处在令人不能接受的状态。世界卫生组织 2023 年发布《孕产妇死亡率趋势》，研究人员追踪了 2000—2020 年全球孕产妇的死亡情况，报告估测 2020 年全球孕产妇死亡人数为 28.7 万，这与联合国可持续发展目标 2016 年生效时间的 30.9 万相比仅略有下降，约 70% 的孕产妇死亡案例发生在撒哈拉以南非洲。联合国儿童基金会发布的"2023 年儿童死亡率报告"显示，全球五岁以下儿童死亡率自 2000 年以来下降了 51%，几个低收入和中等偏低收入国家的下降速度超过了全球速度。这表明，只要为包括儿童健康和福祉在内的初级卫生保健分配足够的资源，就有可能取得进展。但是，调查结果发现，尽管取得了进展，但要结束所有可预防的儿童和青年死亡，还有很长的路要走。除了 490 万五岁以下儿童死亡（其中近一半为新生儿）之外，还有 210 万 5~24 岁儿童和青年早亡，这些死亡大多集中在撒哈拉以南非洲和南亚。

分析所有的死亡病例的根本原因，主要包括以下几个方面：

（1）社会地位的性别差异阻碍了女性健康的增进。女性的受教育和就业方面的机会仍然与男性存在差别，由此阻碍了女性全面潜能的发挥，因而更容易陷入贫困的状态。虽然贫穷作为健康社会决定因素对男性和女性获得健康需求的满足均是一个重要障碍，但显然为卫生保健服务可及性在妇女和女童中得以实现带来了更大的阻力。

(2)生育角色仍是部分国家女性的主要社会角色。从现代社会发展的发展成就可以看出，女性承担多元化社会角色对社会经济发展的贡献是明显的。但是在部分国家和地区，妇女仍然封闭于家庭之内，将生育角色作为女性社会角色丛中的最重要的一支，并把繁衍和抚育后代定义为女性的主要社会作用。因此，这些国家和地区内的妇女在一生中会经历更多次数的妊娠和分娩，同时也面临更为严峻的死亡风险。童婚、割礼等严重侵害妇幼健康的社会习俗在部分国家和地区尚未得到有效的遏制，统计数据显示，2020年全球约有28.7万名妇女死于与妊娠和分娩相关疾病，折合每天820名妇女死亡。

(3)妇幼健康服务的公平可及性较低，一些经济落后地区的妇幼健康服务的可及性仍需提高。例如，在某些低收入国家，妇女的孕早期保健服务在部分医疗机构中不受重视，一些诊所甚至拒绝为孕早期的妇女提供相应的服务。孕妇们为了获得产前保健，通常需要提供妊娠的证明或是支付验孕的费用，这也阻碍了妇女对产前服务的利用。诊所与妇女、儿童家庭的距离，以及交通工具的不便利都会使得妇女、儿童连续获得技术服务存在困难，甚至在首次接受检查、服务后，妇女儿童通常不会再去服务机构拿取检测结果或接受复诊。

(二)妇幼保健措施实施的伦理规范

提高妇女的社会地位，消除歧视，增加妇女获得生殖健康服务的可及性是妇幼保健伦理的核心内容。向育龄妇女提供生殖健康所需的信息和支持，帮助她顺利度过妊娠期和围产期，给予产妇和新生儿良好的照护，能够优化人口的素质。对于遭遇非意愿妊娠的妇女，提供安全的流产服务和流产后保健，也将减少可预防的孕产妇死亡。生活在冲突环境或人道主义危机下的妇女和儿童尤其应获得更多关注，拥有技术熟练人员和必要的医疗产品对于挽救她们的生命至关重要。

世界卫生组织倡导的"以人为中心"妇幼保健模式，基于对受影响人群的主体性的尊重，通过友善的对话了解她们所处的环境和条件，收集所有有助于妇幼保健决策的证据。在莫桑比克的试点经验表明，妇幼保健服务技术人员的团队基于当地妇女、儿童就诊地域可及性差的实际，针对性地设计了服务方案，培训了卫生保健提供人员，建立了设备和药品的储存和追踪系统。尤其通过技术进步，革新了妇幼保健工具包，由完备的必需药品和简便的实验设备组成，为当地妇女儿童提供了一站式的、有效的技术保健服务。

住院分娩在各国越来越普遍，越来越多的新生儿在医疗机构中出生。联合国和合作伙伴跨文化合作成立了一个新的"提高孕产妇和新生儿健康服务质量网络"，致力于帮助各国提高妇幼保健服务的质量，尊重寻求医疗服务者的权利和尊严。世界卫生组织制定了《改善医疗机构孕产妇和新生儿护理质量的标准》，建议孕妇在怀孕期间至少做 8 次产检，以检查和处理可能存在的妊娠风险问题，减少孕产妇死亡、死产和新生儿死亡。医疗机构必须配备安全可靠的水、电、环卫设施和废物处理设施。空间设计、构造和维护需考虑隐私，便于提供优质服务。医疗机构还需具备充足的药物、医疗物资和设备。医生还可利用产检为孕妇提供一系列支持与信息，包括健康的生活方式、疾病预防和孕产期保健服务。产妇及其家人应获得有关护理的所有信息，并使其感到参与了关于治疗的所有决定。医务人员与产妇及其家人进行有效沟通，并满足其需求。新生儿应在出生后立即得到基本护理，并在出院前对新生儿进行一次全面体检。医疗机构需始终具备训练有素且有积极性的医务人员提供护理服务，在分娩、生产和产后初期，不应使产妇和新生儿受到有害操作的伤害。

(三) 中国妇幼保健伦理

中国妇幼保健事业取得的成就举世瞩目，为发展中国家提供了可参考、可借鉴的成功经验。

1. 以法律体系强化了责任原则

中国的妇幼保健法律制度建设和完善搭建了国策、法律和道德之间的桥梁，形成了"一法律、两纲要、多规范"的格局，不断规范妇幼保健技术服务和妇女儿童健康的系统管理，实现了有法可依。"一法律"是指《中华人民共和国母婴保健法》《中华人民共和国母婴保健法实施办法》，"两纲要"是指《中国妇女发展纲要》《中国儿童发展纲要》，"多规范"是指《计划生育技术服务管理条例》等。

2. 健全均等化的妇幼卫生保健服务体系

我国在妇幼保健服务体系的建设上实现了以公正为伦理原则的公共卫生均等

化。以妇幼保健专门机构作为服务主体，以综合医疗机构为技术支撑，以基层医疗卫生机构为网底，分别在城乡建立起三级妇幼保健网络。在三级妇幼保健网络内建立急危重症孕产妇转诊通道，推广适宜的妇幼保健技术，加强卫生技术人员的基础理论和实践技能的培训，为妇女、儿童提供具有技术安全、地域可及性的妇幼保健技术服务。并且，通过加强对贫困孕产妇住院分娩救助资金的监管，公正、公平、透明地将所有贫困救助经费用于贫困孕产妇的住院分娩，切实保证贫困孕产妇获得经济可负担的住院分娩均等机会，使得每名孕产妇和新生儿得到及时、有效的治疗。

3. 推进妇幼卫生健康项目实施

妇幼保健资源是有限的，中国实施了多项具有针对性的妇幼卫生健康项目。特别是深化医药卫生体制改革以来，面向妇女儿童免费提供了 12 类基本公共卫生项目。例如，中国实施的降低孕产妇死亡率和消除新生儿破伤风项目（以下简称"降消项目"）对提高住院分娩率，降低中国孕产妇和新生儿死亡率发挥了极为重要的作用。"降消项目"是中华人民共和国成立以来，中国妇幼卫生领域资源投入最多、受益人群最广泛的健康项目。它在主体化伦理原则的指导下，将普及妇幼保健知识的健康教育与动员孕产妇住院分娩有机结合起来，在居民中树立起科学的生育观，增强了居民的自我保健能力与利用服务的自觉性。2009—2019 年，中国政府累计投入 600 亿元，实施了农村孕产妇住院分娩补助、农村妇女两癌检查、增补叶酸预防神经管缺陷、贫困地区儿童营养改善、贫困地区新生儿疾病筛查，以及预防艾滋病、梅毒、乙肝传播等一系列妇幼卫生重大项目，进一步满足妇女儿童的个性化公共卫生需求。2020 年，全国城乡住院分娩率均达到 99% 以上，孕产妇死亡率降至 18.3/10 万。

4. 科学化原则指导下推进妇幼健康信息化建设

中国自 20 世纪 80 年代建立妇幼卫生信息系统，用于常规监测、统计和报告妇幼健康相关信息，主要包括出生缺陷、孕产妇死亡和 5 岁以下儿童死亡等相关信息。进入 21 世纪的大数据时代，科学技术在信息收集、共享、分析等方面发挥了更重要的作用。

第二节　国际医疗援助伦理规范

国际医疗援助泛指医疗卫生资源以优惠或者无偿的形式进行跨国流动，援助的主体(指援助方和受援方)不仅包括主权国家或准主权国家实体，还包括各类国际组织，例如联合国、上海合作组织等政府间国际组织，以及盖茨基金会、中华基金会等非政府国际组织。

随着联合国千年发展目标(Millennium Development Goals，MDGs)和可持续发展目标(Sustainable Development Goals，SDGs)的相继提出，人类社会发展，尤其是人的发展成为全球关注的重点，国际医疗援助的价值日益凸显。

一、国际医疗援助的伦理原则

国际医疗援助作为对外援助的一部分，也应遵循对外援助的一般伦理原则。第一，虽然国际援助体现了一种道义责任，但是因为受援国有权利选择是否接受援助，因此国际援助是符合双方利益的结果。也就是说，国际援助是在援助国自身利益基础上，基于受援国需求而提供。其他类型的国际援助，援助国更多地从维持有利于自己的地缘政治、经济、国际政治秩序角度选择性受援国和援助项目；而国际卫生援助项目，更多地从受援国的健康需求角度作出选择，受援国健康问题的改善将会直接、间接影响包括援助国在内的地区或全球健康状况。

第二，国际卫生援助中还要秉持公平的原则。当前国际经济和政治关系不平衡导致国际秩序中不公平现象层出不穷，在卫生领域也是如此。欠发达国家和地区的人均预期寿命、死亡率、患病率，甚至同一疾病的病死率都显著高于发达国家和地区。国际卫生援助应致力于消除或减少这种差异。具体来说，选择受援国时，应优先选择最缺乏卫生资源、疾病和健康问题最突出的国家和地区；选择援助项目时，应优先选择对人群健康影响最大、有最佳干预方案、干预效果和效益好的领域。

第三，在国际援助中，多是发达国家和地区对欠发达国家和地区进行援助。在国际卫生援助中，并非全部如此。在突发疫情的时候，除了发达国家和地区对欠发达国家和地区进行援助，还会出现发达国家之间、欠发达国家之间的卫生援助，甚至是欠发达国家和地区对发达国家和地区的卫生援助。

二、医学道德的基本原则与规范

医学道德简称医德，是对于医疗机构和医务人员的职业行为作出的职业道德评判。希波克拉底誓言就是西方最早的医德宣言，其中"无论至于何处，遇男或女，贵人及奴婢，我之唯一目的，为病家谋幸福，并检点吾身，不做各种害人及恶劣行为"，"我不得将危害药品给与他人，并不作此项之指导"，"如欲授业，当免费并无条件传授之"等基本原则仍然在影响着今天的医学行为。中医在数千年的发展过程中，也有"夫医者，非仁爱不可托也；非聪明理达不可任也；非廉洁淳良不可信也（晋·杨泉《物理论》）"，"业医者，活人之心不可无，而自私之心不可有（宋·刘昉《幼幼新书》）"，"（医）勿重利，当存仁义，贫富虽殊，药施无二（明·龚廷贤《万病回春·云林暇笔》）"。唐代的药王孙思邈在《备急千金要方》中更是有诸多有关医德的论述，对后世影响深远，"人命至重，有贵千金，一方济之，德逾于此"，"凡大医治病，必当安神定志，无欲无求"，"为医之法，不得多语调笑，谈谑喧哗，道说是非，议论人物，炫耀声名，訾毁诸医，自矜己德"。

对照中外医德原则，大同小异，当代医德在继承的基础上，根据当前医学技术发展和医学在社会生活中的地位，具有时代特征，主要有以下这些原则。第一，以病人健康权益为工作的目标。第二，非歧视原则。不因患者的种族、性别、贫富等因素区别对待患者。第三，对待患者，和蔼礼貌、理智平和。第四，保护患者隐私、尊重患者的知情选择权。除医学原因之外，未经患者许可不向第三方透露患者疾病和健康信息。在不违背医疗原则的基础上，给予患者对疾病诊治方案的知情权和选择权。第五，廉洁，不以医谋求个人私利。第六，尊重与爱护同行，不因私利占有医学知识和技术。第七，不断进取，精于医术。

医德规范是根据医德原则衍生的具体操作规范，用于规制医生在诊疗中的具体行为。根据医德原则，以及各国不同的法律、风俗，具体的医德规范在各国、各地区会有所不同。

三、医患关系伦理规范

医德原则和具体的医德规范中包括了绝大部分医患关系中医生的行为规范，包括：①一切为了患者的健康权益；②平等对待每个患者；③保护患者隐私；④治疗过程中知情同意；⑤在诊费之外，不收取或变相收取其他费用；不向患者索取其他任何形式的回报；⑥文明礼貌，尊重患者。

医患关系中另一半则是患者的行为规范。患者的行为规范包括：①遵医嘱，即遵嘱服药，遵守医嘱中其他要求，既有利于疾病诊治，也是对医生劳动的尊重；②尊重医生，文明礼貌；③尊重疾病规律和治疗结果，尊重生命伦理和医学科学发展现状。

第三章　文化与公共健康

第一节　文化与健康概述

一、文化的基本内涵

(一)文化濡化与涵化

文化作为共享的群体行为生活模式，这些习得形成的行为是理解和解释人类行为的框架，其中包括健康行为，尤其是群体间的健康行为与信念差异。

这种特定的文化在个体或者群体中继承和延续的过程称为文化濡化（enculturation），主要是通过人类的学习与教育得以传承，使得整个社会的文化按照一定的轨迹潜移默化地延续下去，这种传承可以无需刚性的约束，各个民族和群体的健康信念传承就是一种文化的濡化和环境熏染的过程。另外，文化的濡化也可以经由各种社会制度、社会规范进行维持。濡化对个体的健康信念、态度和疾病感知均会产生影响。

随着人类迁移流动的频率增加，不同质的文化接触引起了原有文化模式的改变，称为涵化（acculturation），美国著名的人类学家 M. J. 赫斯科维茨等人对文化涵化的定义为"由个体所组成的而具有不同文化的民族间发生持续的直接接触，从而导致一方或双方原有文化形式发生变迁的现象"。涵化最初被人类学家认为是群体层面的现象，后来被心理学家概念化为个体层面的变量。在移民潮背景下的多元文化社会里，涵化过程中的后来者适应成为重要的健康问题，主要是在慢性病、心理和精神层面。同时，涵化过程也带来了不可忽视的公共卫生挑战，一些从传统的农业生活方式到现代生活方式可能会导致心脑血管疾病发病增加，涵化程度的增加与精神障碍有一定的关系，以及酒精和毒品的滥用。

(二)"正常"与"异常"的文化内涵

任何文化背景下都有理想的人格类型和共同分享的行为规范，通过一定的方式影响塑造相应文化群体内的成员，并逐渐形成社会正常的行为模式。对于那些与本文化群体的理想人格类型和行为规范不符合的则视为"异常"文化。

不同文化对"正常"文化和"异常"文化的界定有很大的差异，在一定的社会文化制度中鼓励和尊崇的"正常"文化行为，到了另外一个文化中则可能被看成是"异常"或被摒弃的。例如中国传统文化强调集体主义、君臣有别，而西方文化则认为个人主义和平等对个体来说至关重要。

二、文化对健康的影响

文化因素对健康的影响常持续于生命的整个过程，甚至几代人或更长时间。哲学、教育、道德、风俗习惯、宗教信仰等文化现象对健康的影响不仅仅限于个人，而是整个人群，它的广泛程度要大于生物、自然等因素。

(一)健康的社会决定因素理论

由社会地位和资源分配不公平带来的健康不公平是影响社会健康状况的最根本原因。世界卫生组织《用一代人时间弥合差距：针对健康问题社会决定因素采取行动以实现卫生公平》的报告指出："政策欠佳、经济失灵和政治失误交杂缠绕在一起，在很大程度上造成世界上大多数人享受不到其在生理上本可达到的良好健康。"

1. 健康的社会决定因素模型

WHO 对健康的社会决定因素(Social Determinants of Health，SDH)的定义是在那些直接导致疾病的因素之外，由人们的社会地位和所拥有的资源所决定的生活工作环境以及其他对健康产生影响的因素。

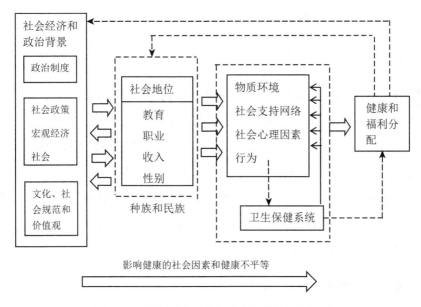

图 3.1 WHO 影响健康的社会因素的概念框架

2. 健康社会决定因素内容

WHO 健康社会决定因素委员会从影响健康的原因入手，以实现健康公平为基本价值目标，建立起完整的健康社会决定因素的概念框架，并提出应该从如下两方面采取行动：改善健康公平、促进健康发展。首先是日常生活环境：由社会分层决定的在儿童早期发展，社会环境和职业环境中所面临的健康危险因素，不同人群的差异化的物质环境、社会支持网络、社会心理因素、行为因素、生物因素等，所接受的健康促进、疾病预防和治疗等卫生服务状况。其次是社会结构性因素：包括社会分层的状况和程度，文化，社会规范和价值，国际和国内的社会政策，国际、不同国家和地区的政治制度。

健康社会决定因素框架的核心部分包括社会经济和政治环境因素，决定健康的结构性因素，健康决定因素的中间媒介。健康社会决定因素的三项行动框架是：

（1）改善日常环境，即改善人们出生、成长、生活、工作及老年环境；

（2）在全球、各个国家和地区各级改变造成这些日常生活环境的结构性因素，解决权力、金钱和资源分配不公正问题；

（3）衡量问题，评估行动，扩大知识基础，向员工讲解健康的社会决定因素，并提高公众对健康的社会决定因素的认识。

(二)健康信念与解释模式

健康信念模式(Health Belief Model，HBM)是通过干预人们的知觉、态度和信念等心理活动，从而改变人们行为的健康教育模型，由美国公共卫生机构的社会心理学家 Godfrey M. Hochbaum 等创立于 20 世纪 50 年代，其后经过不断的充实和发展，已成为人们开展健康行为干预项目和活动的重要工作模式。

HBM 的理论假设是：一个人的行为会发生改变，如果他感到一种疾病或残疾是可以预防或避免发生的；意识到只要采取建议的措施(行为)就可以避免其发生；相信自己能够成功地改变这种行为。

(三)文化对健康的影响

克莱曼认为，文化不仅是表述疾病的手段，还建构了疾病。一方面，对认识和形成疾病的相关知识、疾病的后果加以关注和描述，并逐渐形成疾病防治的宏观框架；另一方面，错综复杂的社会文化与社会环境能够影响健康、影响疾病的过程和相关的实践活动。不同的文化与价值观念决定了心身状态、生活方式、健康观念，并藉由一些规范的社会组织制度、伦理道德观念以及社会支持加以影响和改善。这些文化的差异对健康的影响和改善不尽相同。风俗习惯、宗教、教育和社会制度等文化对人群健康的影响远远超过了生物和自然因素的影响。文化对疾病和健康的影响往往会通过以下路径来实现。

(1)通过界定健康、疾病的概念、认知和标准等来影响健康相关行为。不同的文化背景下，人们有着不同的体质和生活习惯，而疾病和健康界定很大程度上受文化认知方面的影响。例如，不同国家和民族对肥胖的认知不同，有的地方不认为肥胖是一种疾病，反而看作健康美丽的象征。这样的民族风俗可能会导致肥胖症及伴随的其他疾病风险增加。

(2)影响疾病分布。各个国家和地区都有其固定的饮食文化习惯，营养学家发现生活在欧洲地中海沿岸的居民心脏病发病率低，寿命普遍较高，且很少罹患糖尿病、高胆固醇等慢性非传染性疾病。这主要源于该地区的地中海饮食结构——以深海鱼虾、新鲜蔬菜为主，烹调中经常使用植物油，多强调适量平衡的原则，研究表明地中海式饮食可帮助降低罹患心脏病、中风和认知障碍等疾病的风险。

（3）制造健康风险和疾病暴露。在埃塞俄比亚的一些少数民族中，男童出生后不久即进行包皮环切术，这对男童免受细菌侵染导致炎症和减少阴茎癌的发病率有积极的促进作用。然而，非洲地区针对女童的割礼的文化习俗则使得发生破伤风、闭尿症和感染破溃的风险增高，而且还会增加分娩并发症和新生儿死亡的风险。

对于积极的文化习俗可以采取积极倡导、推广的方式发扬其文化的传承性，对于一些对健康有害、极易导致疾病风险增加的风俗习惯除了采取法律法规等强制性的方式移风易俗外，还要通过健康教育和宣讲，逐渐使这些人群主动意识到问题，去除不良的风俗习惯。

（4）形成了健康照顾的专业化机构。文化的社会支持与社会交往功能直接或间接地影响健康和健康照顾体系，公立医院基本上都不以营利为目的，收费低廉甚至对贫困人群免费，在该地区发挥社会公益性功能。

第二节　风俗习惯与健康

一、风俗习惯与健康概述

(一)风俗习惯的概念

风俗指社会上长期形成的风尚、礼节、习惯等，一般是对社会人群而言，是特定社会文化区域内历代人共同遵守的行为模式或规范。

习惯指人们在长期生活里逐渐养成的，一时不易改变的行为倾向，习惯一般针对个人而言。习惯是由于重复或多次练习而巩固下来的，并变成自动化了的行为方式。

风俗习惯经常连用，指由于历代延袭而在人们生活中程式化的行动方式，是薪火相传的规范文化，与人们的日常生活联系极为密切，贯穿于人们的衣、食、住、行、娱乐、体育、卫生等各个环节。主要包括民族风俗、节日习俗、传统礼仪等。

(二)风俗习惯对健康的影响

由于风俗习惯属于一种传统文化，因此越是古老的生活形态，风俗习惯的作用越强烈。风俗习惯属于规范文化，主要通过支配人类的行为生活方式来影响人群健康。风俗习惯与人类的日常生活关系密切，良好的风俗习惯有益于健康，不良的风俗习惯可导致不良行为，危及健康。

1. 民族习俗与健康

不同民族人群有着不同的身体体质和生活习惯，疾病在各民族的分布差异一部分由身体特质决定，但生活习惯对健康亦产生很大的影响。一些风俗习惯对于健康是有益的，如端午节民间挂艾叶、佩香囊以驱瘴、除病的习俗。但也有一些不良的风俗习惯会导致不良的行为，直接危害人群的健康。

2. 地区习俗与健康

各个国家和地区都有固有的风俗习惯，从而对人群健康产生不同的影响。例如，中国人饮开水的习惯，西方人的分餐进食方式。在非洲许多地区，流行女童割礼习俗。女童不仅承受巨大的疼痛和出血，割礼后继发破伤风、闭尿症、阴道溃烂的比例也很高，成婚后还会增加分娩并发症和新生儿的死亡风险。

鉴于风俗习惯与人民的生活和健康息息相关，可通过法律法规、行政命令、说服教育等方式，让人们分清良莠，自觉地移风易俗、维护健康。

二、饮食文化与健康

民以食为天，世界上任何一个国家或民族都有自己传统的饮食文明。每个地区都有与众不同的饮食习惯和味觉倾向，而各自将这些精妙的技艺发展成了一种习俗、一种文化，这使得无数食客流连在世界的每一个角落。

(一)相关概念与分类

1. 饮食文化

饮食文化包含食物开发与利用、食具的运用与创新、食品的生产与消费、餐饮的服务与接待、餐饮业与食品业的经营与管理，以及饮食与国泰民安、饮食与文学艺术、饮食与人生境界的关系等，深厚广博。

2. 饮食民俗

饮食民俗主要指人们在加工、制作、食用有关食物和饮料过程中形成的习俗风尚，是民俗中最有特色的现象之一。饮食民俗是饮食文化的形象表现和基础部分。

饮食民俗涉及的范围很广，主要有五个方面：①各式各样的菜肴和饮料即食物原料、结构的传承及其类型；②分工精细的烹饪技法即饮食调制法的传承及其类型；③琳琅满目的餐具器物即饮具、食器的传承及其类型；④纷繁复杂的餐饮礼节即饮食方式、餐制的传承及其类型；⑤饮食职业者的传承及其类型等。

（二）饮食文化对健康的影响

1. 饮食结构与健康

不同民族在生活进化中形成了固定的主、副食饮食结构和饮食喜好。如我国"南人食米北人食面"，印度也存在明显地域差异，表现为南米北面，沿海鱼虾丰盛，内地羊肉最受欢迎。日本被称为"稻作民族"，主食以稻米为主，韩国人主食也以米饭为主。埃及、沙特以面食为主，东欧人喜欢吃由黑麦粉制成的黑面包，因为含有丰富的维生素。而美国人最著名的是快餐食品，汉堡包、热狗、馅饼、炸面包圈等快餐风靡全国。加拿大人以肉食为主，最爱烤牛排特别是"粉红色"的牛排（半生半熟带有血水）。不同的饮食结构造成了人群体貌特征及身体机能的差异。亚洲人因以米、面为主的饮食结构而肥胖率较低，而以肉食与富含高脂肪高热量的快餐为主食的西方人更容易出现慢性非传染性疾病如肥胖、糖尿病、高血压、高血脂、脂肪肝、动脉粥样硬化、心脑血管病、高尿酸血症等。各民族与地区不同饮食喜好对健康产生影响。如爱斯基摩人喜欢吃生肉，除非特别咬不动的才在火上烤一下。

不同民族有不同的饮酒与饮茶习惯，也影响着人群的健康。中国的茶文化源远流长，由于茶中含有多种抗氧化物质与抗氧化营养素，对于消除自由基有一定的效果，还含有多种维生素和氨基酸，因此喝茶有助防老，具养生保健功能，并对于清油解腻、增强神经兴奋以及消食利尿也具有一定的作用。蒙古族人酷爱饮奶茶，回族饮食喜喝"盖碗茶"，藏族喜饮酥油茶。新西兰人爱喝咖啡、红茶，英国人爱喝茶，一早起床就要喝一杯浓红茶。英国人喜欢喝啤酒，但一般不饮烈性酒。西方许多国家都有喝鸡尾酒的习俗，拉丁民族的一个共性是酷爱葡萄酒，加拿大人喜欢饮酒，尤其是白兰地和香槟酒等；红葡萄酒是法国人的最爱，法国人年均饮用葡萄酒18.6kg，居世界首位；而俄罗斯人从5世纪就有酷爱烈酒伏特加的传统，且酒量很大。研究显示，少量或适量饮酒，能够增加人体血液内的高密度脂蛋白，起到预防心血管病的作用，能够通过酒精对大脑和中枢神经的作用，起到消除疲劳，松弛神经的功效。在进餐的同时，能够增进食欲，促进食物的消化，还有驱除寒冷等作用。但大量饮酒或嗜酒则会对人体肝脏、胃肠、神经系统等带来危害。

2. 饮食方式与健康

不同的用餐方式与餐具的使用影响着人们的健康。如许多国家农村地区在宴请时喜欢共餐制，而西方国家流行分餐制。分餐制避免了疾病通过共同进食、唾沫等途径传播。随着人们卫生意识的提高，共餐时公筷的使用，按份进餐的方式被更多人选择，用餐方式正朝向有益于人们健康的方向发展。而餐具的使用，也影响着人们的健康。如一些国家不使用餐具，沙特人传统习惯是用手抓饭吃，不用桌椅，用餐时食物通常盛在大盘子里，没有刀叉，吃时只能使用右手。泰国、马来西亚等国家的人们也习惯用右手抓饭进食，进餐时不坐椅子。在非洲很多地方，吃饭也不用桌椅，既不使用刀叉，也不用筷子，而是用手抓饭。这样的进食方式就需对手卫生有较高的要求，避免因手进食而导致疾病的传播。有的地方在餐桌上专门放置洗手水，洗手水用碗装，有时放柠檬片。

不同地区与民族形成的饮食结构、饮食方式和就餐习惯，应充分了解，给予尊重，当有碍于人们健康的饮食文化时，加以引导，以促使风俗习惯朝向促进健康的方向变化与发展。

第四章　文化与礼仪

第一节　外事礼仪文化

中华民族素有礼仪之邦的美誉。《周礼·春官·肆师》中写道："凡国之大事，治其礼仪，以佐宗伯。"《春秋左传正义》有记载："中国有礼仪之大，故称夏；有服章之美，谓之华。"

西方礼仪传统亦十分悠久。在古希腊先哲苏格拉底、柏拉图、亚里士多德等人的著述中，都可以找到关于礼仪的论述。欧洲礼仪在中世纪发展至鼎盛时代，直至文艺复兴时期。在西方，"礼仪"一词见初于法语的 Etiquette，意为"法庭上的通行证"。该词被纳入英文词汇后，便有了礼仪的含义，意即"人际交往的通行证"。

礼仪是人们在社会交往活动中，为了相互尊重，在仪容、仪表、仪态、仪式和言谈举止等方面约定俗成且共同认可的行为规范，在社会中起着举足轻重的作用：于个人，礼仪是一个人内在修养和素质品质的外在表现；于组织，礼仪是机构文化和精神的重要内涵，是机构对外形象的主要附着点；于国家，礼仪是一个国家风貌展示和传播的载体，是人文交流的有效途径。简言之，良好的礼仪既有助于提高人们的自身修养，又有助于促进人们的社会交往，改善人们的人际关系。

时至今日，随着全球经济社会一体化不断加深，世界各国之间的人流、物流、信息流的交往比以往任何时候都更加频繁。中国，作为一个崛起的新兴大国，对外交流合作的广度和深度也逐步加深，各种外事礼仪的要求也在不断提高。中国人民大学教授、知名礼仪与公共关系专家金正昆认为，外事礼仪是中国人，特别是广大外事工作者对外交流的艺术。在实际的外事工作中，除了自身业务专长之外，外事工作者的交际能力不可或缺，良好的礼仪修养是国际交往、商务活动和其他各项事业成功的一个重要条件。在此大背景下，我国公共卫生专业人士也应不断加强外事礼仪修养，以便更好地参与全球卫生治理和国际公共卫生实践之中。

一、着装礼仪

在国际交往过程中，人们普遍认为个人形象不仅体现个人的涵养，也反映对交往本身的重视程度。在外事活动中，外事人员的个人形象始终会受到其交往对象的高度关注，并且在一定程度上对外事活动的开展和效果产生重要影响。

(一)基本原则

一般而言，在人际交往中，令他人印象深刻或感触最深的地方，通常包括个人的仪容、表情、举止、谈吐、待人接物和服饰等方面，也被称作构建个人形象的六大要素。其中，服饰可以通过既有的规范得以快速改善和提升。对外事人员着装的基本规范简单可以归纳为"应己、应人、应时、应景"这四项原则："应己"是要求外事人员在选择服饰时，要从自己的特点出发，兼顾自身性别、年龄、性格、高矮、胖瘦和肤色等特点；"应人"是指注意自己与交往对象的关系，在正式场合，上下级之间、宾主之间、主配角之间所穿着的服饰应有区别，使得交往双方衣着适应；"应时"即选择与季节、天气和时段相适应的服装；"应景"是指选择衣服时要考虑外事活动的具体地点和环境，以求与周围的气氛相协调。

(二)分清场合

在不同的场合下，外事工作人员的着装要求有所不同，其中公务场合与社交场合最为重要。

1. 公务场合

所谓公务场合，是指日常上班时间所置身的工作地点。外事人员在公务场合中着装应中规中矩、庄重保守、朴素简约，宜穿着制服、西装、套裙或者长袖衬衫配以长裤、长裙，不宜着时装、便装，特别是较为前卫和另类的服装。在该场合中，外事人员应少佩戴或不佩戴饰物，女性可适当化妆，但切忌浓妆艳抹。

2. 社交场合

社交场合是指开展公共交际的地点，如聚会、宴会、拜会、舞会、音乐会等。外事人员在社交场合中着装的基本要求是时尚典雅、风格独特，宜穿时装、礼服、民族服装。对于国人而言，男士可穿着中山装，女士可穿旗袍，以突出中国特色。在社交场合中，外事人员可酌情佩戴饰物，女士需要精致化妆。

(三) 西装服饰

西装，又称西服、洋服，起源于欧洲，是外事人员在正式场合的优先选择。要做到西装穿着得体，符合外事礼仪规范，须从西装的选择、穿法和搭配三个方面着手。

1. 西装的选择

选择一套适合在正式场合穿着的西装，需要关注西装的面料、色彩、图案、款式、造型、尺寸和做工等七个方面细节。

(1)面料。通常毛料西服为首选，尽量选择透气、散热、不易磨损、不易产生静电、不发光发亮的各类化纤面料，不宜选择皮、棉、丝、麻制成的西装。毛料西装应以轻、薄、软、挺为选择依据。

(2)色彩。穿着西装时，应遵守"三色原则"，即全身上下的色彩不要多于三种颜色。藏蓝色是男士正式场合西装和套装的首选颜色，灰色和棕色为次优选，黑色适合庄严和肃穆的仪式及庆典，切忌穿过于鲜艳、过渡色或色彩过浅的西装参加正式活动。

(3)图案。外事人员服饰应成熟、庄重，故西装不宜添加各类图案。可以选择竖条纹面料缝制的西装，以细密条纹为佳，格呢缝制的西装不宜在正式场合穿着。

(4)款式。西装可根据上衣纽扣划分为两类：单排扣西装和双排扣西装。单排有一粒、两粒、三粒之分，两粒纽扣的款式较为传统；双排有两粒、四粒、六粒之分，四粒纽扣最具有传统风格。

(5)造型。当前西装的版型主要有欧版、英版、美版、日版四类，各具特色，适合不同身材的人群。欧式风格适合身材高大魁梧的人群，美式穿着宽大自如、但略显散漫，而英式和日式西装更适合中国人的普遍体型，剪裁合体。

（6）尺寸。西装应合身，肥瘦要适度，尺寸过大、过小、过肥、过瘦均不符合外事礼仪，因而要对西装的衣长、裤长、袖长、胸围、腰围、臀围等尺寸进行准确测量，以便量体裁衣。

（7）做工。选择一套西装还要看其做工是否精细，如：领面是否平整、驳头是否对称、肩袖是否接对、裤管是否匀称、衬里是否外露、纽扣是否缝牢、针脚是否均匀。一件做工精良的西装看上去应是立体感强、线条流畅、垂挂性好，没有多余的褶皱。

2. 西装的穿法

外事人员穿着西装应符合相关的礼仪惯例和规范，不应随意为之。首先，购置的新西装在穿着前，要确认服装上各类外贴商标均已移除。其次，为能让西装上身后显得美观大方，应对西装进行必要的熨烫，同时要确保穿着一段时间后定期干洗。第三，适时系纽扣，例如：单排扣西装，站立时要"扣上不扣下"，即两粒扣西装系上面的纽扣，三粒扣西装系中间或上面两排的纽扣；双排扣西装，站立时需要系上所有的纽扣；就座时应解开纽扣，避免上衣走形；西裤的纽扣需要全部系好。第四，穿着西装时，不可将衣袖和裤腿挽卷起来。最后，西服上衣的口袋具有装饰功能，左胸袋除手帕外不宜插挂钢笔、眼镜，内侧胸袋和裤袋也不宜放置过大、过厚的钱包、名片夹等物品。

3. 西装的搭配

穿着西装时，还要重视其他衣服的选择和搭配，包括衬衫、领带与鞋袜。

（1）衬衫。选择与西装配套的正装衬衫，面料应以精纺的纯棉为主，不宜选择条绒布、水洗布、丝麻布制作的衬衫。颜色应为单一色彩，白色为正式场合首选，也可选择蓝色、灰色等稳重的颜色，且无任何图案为佳。应选择方领、圆领、短领的长袖衬衫，不宜选择立领、翼领、无领的衬衫。衬衫大小合身，不宜过于短小紧身也不宜过于宽大松垮，注意衣领松紧适度，衣袖与下摆不宜过长或过短，衬衫袖口在西装袖口之外露出1~2厘米最为标准。衬衫下摆应束于裤腰之内且平整适度。

（2）领带（领结）。领带可谓正装的"点睛之物"，搭配好的领带可以给个人服饰增色不少。领带宜选用真丝或者羊毛面料。正式场合中，切勿佩戴三色以上或过于鲜艳的领带，颜色应与西装同色或靠色，蓝、灰、棕、紫红的单色无图案领带为最佳选择，以圆点、方格等几个图形的领带为次优选择。领带有窄条和宽条、尖头和平头之分，需要兼顾上衣衣领和胸围协调佩戴。领结可谓一种特殊的领带，应与礼服、衣领衬衫配套，适合参加各种社交活动。制作精良的领带平整美观、悬垂适当，无线头和跳丝。正式场合避免使用"一拉得"，学会打好领结，确保领结外观呈倒三角形，端正于衣领正中。领带打好后，还要注意领带长度，其末端应正好抵达皮带扣上端。

（3）鞋袜。外事场合应首选择单色、深色系带皮鞋搭配正式西装，确保皮鞋尺码合适、鞋身无缺、鞋面无尘、鞋底无垢、鞋内无味。正装配套的袜子最好是纯棉、纯毛的，颜色最好为单色、深色，黑色最佳，不应浅于皮鞋的颜色，忌穿白色袜子。袜子不宜过短过小，穿着时不应露出脚踝，确保袜子无破洞、无跳丝、无异味。

(四)仪容仪表

外事工作中，除了要配备符合礼仪规范的"行头"之外，外事工作者更应注重自身的仪容仪表，即个人的外观、外貌。良好的仪容、仪表不仅给予交流对象良好的印象，更能给自己在外事工作中带来良好的状态与自信。

外事礼仪中对仪容仪表的要求是：美观、整洁、卫生、得体。要特别注意以下几个方面：头发要勤于梳洗、长短适中，避免头油、头屑和异味；面容要干净清爽，男士要注意修理过长的鼻毛；注意口腔卫生，习惯用漱口水和牙线等方式保护牙齿，重要活动前切忌食用葱蒜、韭菜、腐乳或烈性烟酒，避免口腔异味；定期修理指甲，避免藏污纳垢；在正式的外事场合，不宜穿着短袖、露臂上衣，女士忌穿露腋的无袖服装和过短的裙裤，裙长应落在膝部以下；女士化妆应遵循与自己身份和所在场合协调统一，同时避免当众化妆。

二、会议(会见)礼仪

当今世界，各国人士开展交流访问、互通有无、增进了解，这已成为极其普通的事情，而举行正式的会见、召开双方或多方会议是进行沟通交流最为常见的形式。不论是召集、组织会议，还是参加会议，或者是为会议提供服务，都有一些需要遵守的基本规则。涉及国际会议或会见的相关规则，就是所谓的外事会议/会见礼仪。本节从组织和参加会议（会见）两个角度来介绍相关的礼仪常识。

（一）组织会议（会见）

1. 确定礼宾规格

礼宾，就是规定全体有关人员在从事接待工作的整个过程中，应自觉主动地、由始至终地对所接待对象以礼相待。礼宾规格，指的是礼宾工作过程中的各种的规定和标准。在涉及外事的会议、会见中，礼宾规格是需要确认的头等大事，只有确定了礼宾规格，才能制定相关会议、会见接待工作的具体环节和程序。

依照国际惯例，在外事活动中，双边讲究对等，简言之，就是你方如何对待我方，我方即如何对待你方。而多边关系讲求平等，即确定来自多方的境外人士的礼宾规格时，不论其国家大小、贫富强弱、亲疏远近，都以平等相待、避免厚此薄彼。

在具体确定礼宾规格时，外事人员要对接待的对象加以区分，可依据重要程度将其分为 VVIP（贵宾）、VIP（非常要客）、IP（重要客人）、SP（特殊客人）、CP（普通客人）。不同规格的客人有相应的接待规范，可参照国家相关的礼宾规定予以接待。

在确定礼宾规格之后，还要安排礼宾的次序。礼宾次序，指的是在正式的外事接待过程中，东道主对在同一时间在场的不同国家、不同地区、不同组织、不同部门、不同级别、不同人数的外方人士，按照既定的规则，列其主次顺序，并按该顺序予以接待。适当的礼宾次序可以让所有的参会人员心悦诚服，促成会议、会见取得良好的成果。

在一般政务、商务、学术活动中，通常按照参会人员行政职务的高低排序；在举行国际组织会议时，也可按照参会人员所在国家、地区、组织的名称拼写字母的先后顺序排序。要特别注意的是，排序体现"高低"是外事接待工作的客观事实，但与讲究平等接待并不矛盾。

2. 会议（会见）的筹备

在外事会议、会见筹备过程中，若欲将各项工作做得充分、精细，就需要制定必要、规范的筹备计划。制作一张工作备查清单可以使准备工作充分周全、减少疏漏，同时也可让各项工作按部就班，井然有序，参见表4-1。

表4-1　外事会议筹备工作备查清单

工作事项	是否完成
1　对外联络	
1.1　收到外方的请求或得到希望来访、会见的信息	
1.2　向主管、分管领导请示，是否同意会见	
1.3　请对方提供必要信息，包括：人员名单、职务，希望会见时间、地点，会谈的目的、内容等	
1.4　确定安排会议时间、地点	
1.5　若需要，向对方签发邀请函、正式函送会议（会见）通知	
1.6　与对方落实接待费用和规格要求	
2　接待安排	
2.1　拟定接待计划，如：会议（会见）时间、地点，会议主要目的和内容，礼遇及相关费用，相关部门的支持安排等	
2.2　根据国家、地方财政标准，申请会议（会见）交通、食宿预算资金	
2.3　确定及安排接送任务	
2.4　确定会议语言及安排翻译	
2.5　通知安排我方相关部门人员派员参会	
2.6　确定会议室座次、桌牌，确认电脑、投影、音频等设备调试完毕，准备会议材料、双方国旗、签字笔、礼品，签字仪式需要签字桌、签字笔和签约夹等	
2.7　如需要，安排摄影、摄像、速记等辅助人员	
2.8　会议（会见）后撰写和纪要，如需要尽快上网稿件，做好文件存档工作	

在筹备工作过程中，应注意以下几个方面：一是掌握会议（会见）对象的重要情况，包括：主宾的详细情况、来宾的总体情况、来宾的来去时间和方式；二是与外方沟通确定好会议（会见）的时间和地点；三是拟定详细日程，活动安排应精确到分

钟，疏密有致、留有余地，以便利于时间把控以及调整补充；四是完成日程之后，应尽快向会议(会见)对象进行必要的通报，以便双方对所有活动的流程、内容等达成共识。

3. 位次排列

正式的会议(会见)时，宾主之间的座次非常重要，体现了主人对宾客或来访者的尊重。根据常见的形式，正式会议(会见)可分为以下两类：

(1)相对式，为宾主双方对面就座，多使用于双边会议。若一方对正门，一方背对正门，应按照"面门而上"的原则排座，即面对着正门的座位为上座，请来宾就座。若双方就座于房间两侧，应按照"右为上"的原则排座，即以进门后右侧座为上座，请来宾就座。双方翻译分别安排在主人和主宾的右侧。如图 4.1(a)(b)所示。

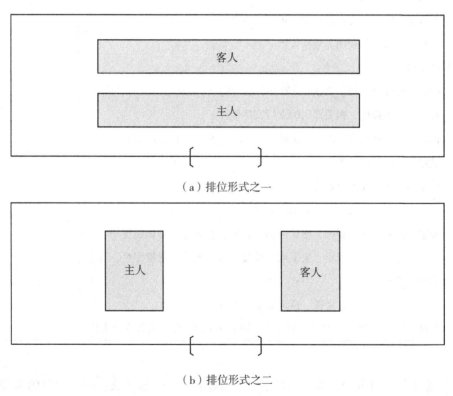

（a）排位形式之一

（b）排位形式之二

图 4.1　相对式会面时的排位形式

（2）并列式，为宾主双方并列就座，多使用礼节性会见。若双方面门而座时，按照"右为上"的原则，即请来宾坐在主人的右侧，其他随员可分别坐在主人和主宾的两边。双方翻译分别安排在主人和主宾的右侧。如图 4.2(a)(b)所示。

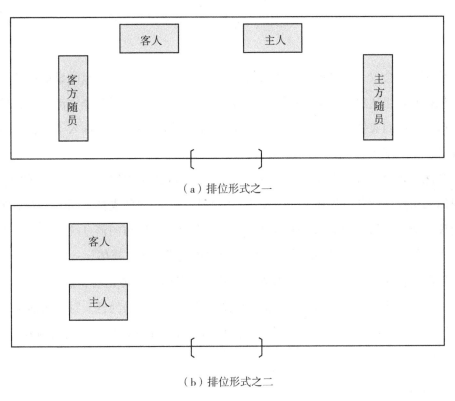

（a）排位形式之一

（b）排位形式之二

图 4.2　并列式会面时的排位形式

（3）在外事活动正式合影时，排位需要按照"居前、居中为上""主宾居右"的原则。如图 4.3 所示。

4. 媒体应对

在当今信息化时代，新闻媒体的身影无处不有、无孔不入，在社会舆论导向上起着重要作用。在外事工作中，外事工作者难免会接触到各类中外媒体，特别是在会议、会见之后有时也会举办相应的新闻发布。这就要求外事工作者需要具备基本的应对媒体的礼仪规范。

⑨⑦⑤③①主人②④⑥⑧⑩

照相机

图 4.3 合影时的排位

首先,在会议、会见前,要明确是否邀请媒体出席,并对受邀的媒体有深入了解,包括其是否通过正常渠道邀请、政治背景、是主流媒体还是非主流媒体、是官方媒体还是民间媒体、是平面媒体还是电视广播媒体。只有做到深入了解,才能充分准备、百战不殆。

其次,要做好必要而充分的准备,事前要了解媒体的需求以及其关注的焦点。为媒体采访提供便利,如在人员、设备、场地上予以必要的支持。同时,为了能确保会议、会见的信息能准确地传递给媒体,应事前对所发布的消息统一口径,指派专人作为新闻发言人,准备具有新闻价值的文稿提供给各方媒体。

最后,在媒体应对时,要以真诚、友善的姿态面对媒体记者,做到谨言慎行、不慌不忙,即便遇到尖锐的问题、也要做到泰然自若、冷静处理。对于正面难于回答的问题,可以以"不了解""待了解清楚后再答复"等方式作答,切勿自作主张,草然回复。

(二)参加会议(会见)

1. 相互介绍

自我介绍,应当言简意赅,内容包括本人姓名、供职单位和部门、担任职务或从事的具体工作。介绍他人时,应注意介绍的顺序,遵循"位尊者优先知情"的原则,如:介绍上级与下级认识时,先介绍下级再介绍上级;介绍长辈与晚辈认识时,先介绍晚辈再介绍长辈;介绍女士与男士认识时,先介绍男士再介绍女士;介绍同事、朋友与家人认识时,先介绍家人后介绍同事、朋友。

2. 互换名片

名片是社会公务交往中经济实惠的介绍性媒介。在外事活动中,交换名片应重视具体的方式和方法。首先，递名片时应起身站立，走上前去，使用双手或者右手，将名片正面面对对方，之后交予对方。若对方是外宾，则最好将名片上印有对方认识文字的一面面对对方。第二，与多人交换名片时，应讲究先后次序、由近至远或由尊到卑，切勿"跳跃式"给予他人名片。第三，接受他人名片时，应停下手中其他事情，起身站立、目视对方、双手接收，之后要认真阅读一遍名片上的文字，表示重视对方。切不可接过名片后看也不看，直接弃在桌上或置入口袋中，这是对对方极大的不尊重。

3. 交流方式

在外事会议（会见）中，与外方进行交流时要非常注意表达方式。首先是语言选择，在官方正式活动中，应首选本国语言，并借助译员进行翻译；在一般活动中可使用外语，而在国际多边外事场合中宜使用会议规定的官方语言。第二，与外方人员交谈时，应亲切友善、不卑不亢，语调清晰、语速均匀，给予对方平等、礼貌之感。第三，交流过程中，应做到双向交流、有来有往，对双方不易或不能达成的共识，应委婉表达、求同存异，注重沟通谈判技巧。

4. 礼品准备

在外事会见中，宾主双方互相馈赠礼品是常见的事情，但也有一定的礼仪规范应予以遵守。正式会见前，务必要与外方确认是否交换礼品，交换环节是位于双方会见前还是会见后。礼品的选择应兼具纪念性、民族性和时效性，一些国人司空见惯的寻常之物，如剪纸、窗花、图章、筷子、风筝等，具有鲜明的中华民族传统特色，故往往受到外方的喜爱。与此同时，要注意礼品的便携性，不宜馈赠易破、易碎、不耐积压、体积庞大的礼品。

三、宴请礼仪

在外事活动中，通常有三种形式的宴请，即宴会、招待会和工作餐。宴会是最为正式和隆重的宴请，以晚宴最为常见，常需要宾主致词，在菜肴、酒水、座次、赴宴服饰上均有要求。招待会，是一种配备一些食物、饮料，且不备正餐、不排座次、形式自由的宴请形式，常用于节庆或纪念特殊事件时接待众多外宾。工作餐，是一种时间较短、餐食简单的宴请，除工作人员外，无陪同人员。

1. 安排宴请

（1）菜品种类。首先要确定宴请的形式，如是中餐为主，西餐为主，还是中西混搭。如若中方安排宴请，建议以中餐为主。

（2）用餐形式。主要的用餐形式有：混餐式或围餐式、分餐式和自助餐式。由于西方人在宴请时习惯将菜肴分给每位用餐者等量的份额，故围餐式可以"中餐西吃"，即分餐方式上菜，或每道菜肴配备公筷，这样既可以保持宴请的气氛，又不失文明卫生的礼仪。

（3）餐具配备。中方安排宴请时，为照顾外宾的用餐习惯，准备筷子的同时最好配备一套刀叉餐具，方便不熟悉使用筷子的客人。

（4）菜肴选择。在外事宴请中，可以兼顾主宾双方的喜好准备菜肴，如选择具有民族特色、本地风味的菜肴，也可混搭一些符合外宾口味的菜肴。由于宴请属于外事活动内容，菜肴应确保安全、卫生、健康三项原则，应避免出现带刺、带骨、带筋、带皮、带核、辛辣的食物。还要注意一些禁忌，同时还要关注素食主义者，为其提供相应的素餐。

（5）位次排序。越是正式的宴请就越重视位次的排序，鉴于中方多以围餐式待客，故本节只介绍使用中餐时的位次排序。

安排宴请位次要分清桌次和座次。首先，桌次排列要遵循"以右为上、内侧为上、居中为上"的原则，在这里所指的左右是以"面门为上"的规则来制定的。此外，其他各桌一般距离主桌越近，桌次便越高，如图4.4所示。

其次，座次安排要遵循"好事成双、各桌同向、面门为主、主宾居右"的原则。需要注意的是，这些原则会交叉在一起使用，很少单独使用，如图4.5所示。

2. 参加宴请

由于受邀参加宴请，常为西餐宴会、招待会，故我们在此仅介绍参加西餐宴请的礼仪。

（1）接受邀请。外方通常会通过请束或电子邮件的方式邀请宾客出席各类宴请，邀请函上常常会标注"RSVP"，为法语 Répondez S'il Vous Plait 的缩写，意为"烦请回复"。在接到邀请之后，要尽快确认是否出席并告诉邀请方。若有紧急事情不能如约出席，也要尽早告知，以便对方做出调整安排。特别注意的是，邀请函上通常

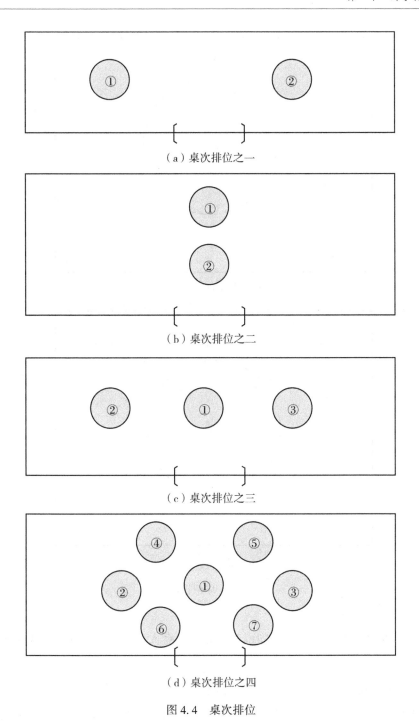

（a）桌次排位之一

（b）桌次排位之二

（c）桌次排位之三

（d）桌次排位之四

图4.4　桌次排位

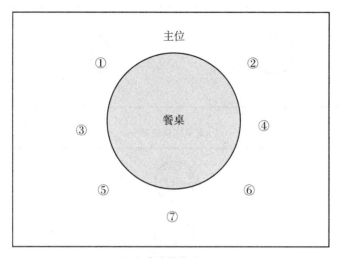

（a）席位排位之一

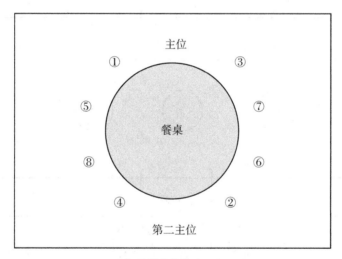

（b）席位排位之二

图 4.5　席位排位

会标注宴会的服装要求，如无告知也可向宴会联系人确认，以免出现服装不得体的尴尬。

（2）赴宴礼仪。主宾应正点到场，其他参会宾客应提前 1~2 分钟抵达宴请地点。重要的官方宴会，邀请的主人会在宴请地点门口迎接受邀宾客，客人们需要排队——与主人握手致意。如外着大衣或携带书包，须前往衣帽间暂存，不要携衣帽或大尺寸箱包进入宴会场所。进入会场后，应按次就座，依据桌牌顺序入位。入席要"客随主便"，不要随便提议与他人换桌或者换座。宴请进行中时，如无要事，切勿无故退席。若确有要事离场，也应向主人予以解释和道歉。宴请结束后，要尽量向主人表示谢意再退场。

(3)用餐顺序。通常西餐的上菜次序如下：开胃菜、汤、主菜、甜品，用餐时长约为1~2个小时。在开胃菜前，会有面包供宾客使用。主菜根据宴请的重要程度，有一道、两道、三道之分。若只有一道主菜，通常服务人员会向宾客提供两种选择，客人根据自己的偏好进行选择。如果主菜之后，不想再进食甜品，可选咖啡或红茶等热饮。

(4)餐具使用。主要的西餐餐具有刀叉、汤匙和餐巾。刀叉分为黄油用餐刀、主菜用刀叉、甜品用刀叉，有时主菜用刀叉会有多副，谨记依次从两边外侧向内侧依次使用。用餐暂停时，应放下刀叉，将刀叉以八字形状摆在餐盘之上，切不可将刀叉摆成"十"字形；用餐完毕时，可将刀叉并排横放在餐盘上，暗示服务员用餐完毕，可以收到餐盘和刀叉。汤匙和甜品匙不要混用，汤匙通常摆放在刀叉最右侧，用毕后服务员将其收回，切不可用它取食。餐巾的正确用法是将其折成等腰三角形后，将直角朝向膝盖方向平铺在大腿上。另外，餐巾也有暗示作用，当主人铺开餐巾或者将餐巾放在桌上时，即宣布宴请开始或者结束；如果中途暂时离席，可将餐巾置于本人座椅上面，暗示服务人员不要将餐具和食物收走。

(5)用餐注意事项。第一切忌用餐时响声大作，就餐要细嚼慢咽，切割食物时也不要弄出声响；第二不要口含食物与人交谈，用餐过程中遇到需与他人交流时，应迅速将食物下咽后再与人攀谈；第三不要随处乱吐废物，遇到不宜下咽之物时，应以一手或餐巾遮口，将其吐在手持的勺子或叉子上，再将其放入餐盘中待侍者取走；第四切忌热情过度、越俎代庖，替人布菜、劝人饮酒；第五不要参加围餐时站身取菜，若自己够不到所需食物时，可请侍者或周围人帮忙，不宜起身离开座位去夹菜；第六餐桌上不宜整理发型或补妆，应在餐前或餐后去化妆间、休息室内进行，同时剔牙时应注意掩饰；第七在他人致祝酒词时应目视发言人、悉心聆听，不宜在此时与旁人聊天、埋头干自己的事情。

四、外事礼仪禁忌

同样一件事情，在不同国家、不同地区、不同民族，往往有不同的处理方式。面对同一个难题，来自不同国家、不同地区、不同民族的人民通常也会给予不同的甚至是截然相反的解决方案。这是由于人们的思维方式和传统习惯不同所导致的，因而在外事礼仪中要特别注意这一点。例如，在西方犬类被看作"人类之友"，在某些国家食用狗肉甚至还会受到法律惩戒。又如，在中国传统文化中，菊花通常被视为高尚脱俗之物，历来被文人墨客所称颂，然而与欧美人打交道时切忌馈赠菊花，因为在这些国家菊花通常用于丧葬活动。

在外事活动中，由于交往双方彼此了解程度的不同、沟通渠道的障碍、信息的不对称等原因，可能导致在短时间内难以对对方的特有风俗习惯等全盘掌握。因此应将"入门问讳、入乡随俗"作为准则，争取做到不冒犯对方为先。在本章前面几个部分已经论述了一些外事礼仪禁忌。当然还有一些在与外方交流时通用的规则需要外事人员遵守，下面就列举一些特别需要注意的事项：

1. 有约在先

在约定具体时间时，要考虑交往对方的习惯和方便与否。尽量不要占用对方的休息、休假时间或工作过于繁忙的时间。如约而行，参加正式会议、会见或其他类型的社交活动时，外事人员一定要养成正点抵达的习惯。在此类活动中，姗姗来迟或提早抵达均显得不合时宜。适可而止，外事活动中要按照双方约定的时间开展有关事项，不要拖延时间而应适时结束。同时对于有限定时间的活动，如限时发言、限时会议等，外事人员一定要控制好活动的时间，绝不能超过规定的时间。

2. 距离有度

在对外交往的正式场合，外事人员与对方的空间距离，可以分为：交际距离（0.5~1.5 米）和礼仪距离（1.5~3.0 米）。前者又称常规距离，适用于各种人际交往；后者适用于隆重的场合，如庆典、仪式、会见等。

3. 尊重隐私

世界上许多国家对个人隐私非常重视，将保护公民个人隐私视为法律所赋予公民的基本权利之一。在与外方人士交流过程中，要尊重对方的隐私，切莫主动打探他人的收入、年龄、婚恋、家庭、健康等。同时也要做好自我保护，切莫对自己的隐私直言不讳、广而告之。

4. 女士优先

在外事活动中，每一名成年男性都要主动尊重妇女、关心妇女、照顾妇女、保护妇女。当妇女需要获得救助时，每位男士都应上前予以必要的支持和帮助。在发表讲话、演说、致辞时，应以"女士们，先生们"或"××女士，××男士"的顺序，将女士的称呼放在前面。在外事场合，应向来宾中的女士表示问候。在宴会期间，女主人排在第一顺序，依照惯例，女主人打开餐巾，即宣布宴会开始；女主人拿起餐具，说明可以开始用餐；女主人将餐巾放回餐桌上，表示宴会结束。外出时，男士应主动为同行的女士开门或者关门，在征得同意的情况下为女士搬运沉重的行李。

第二节　文化与谈判

玛丽·帕克·布莱特关于跨文化谈判的理论与操作体系包括：

"一个核心理念"：即跨文化谈判。基于出发点考虑，跨文化谈判有三种类型：①交易谈判，即买和卖的谈判；②决策谈判，即当存在多种可能和冲突性选择的时候达成协议的过程；③争端解决谈判，化解由于提出的求偿遭拒绝所产生冲突的谈判。以上三种谈判分别拥有不同的跨文化谈判策略。

"两种谈判结果"，即分配性协议和整合性协议。所谓分配性协议是指分配一定量资源的谈判协议。谈判双方如同分割一块大小固定的馅饼，强权方会向谈判对手施压、威胁，从而获得较多的利益。整合性协议是指可分配资源扩大，大于一方占有所有资源或双方在所有问题上妥协时可以分配的资源。谈判的事项通常包含多个，双方的关系不仅仅是简单的对立，也包含了需要合作、交换的成分。最成功的跨文化谈判产生的结果，往往既是一份整合性协议，又是一份优势分配性的协议，把增加了的资源总量分配给谈判双方。

"三对文化范畴"，即利益、权利和权力。利益是构成谈判者立场基础的需要或原因；权利是公正、合约、法律或先例的标准；权力指的是影响他人接受自己愿望的能力。

"四项谈判策略"，即对峙、信息、影响和激励。对峙(confrontation)可以是直接的(面对面或利用电子媒介)，也可是间接的(通过第三方或非语言行为)；信息是谈判的沟通媒介；影响力是影响谈判对方接受本方愿望的能力；激励都与谈判者利益有关。

"五点基本评价"：①提供了一个通用的、清晰的分析框架；②基于谈判出发点考虑，区分了交易谈判、争端解决与决策制定三种跨文化谈判类型，并系统论述了此三种谈判分别要求拥有的不同的跨文化谈判策略；③基于谈判结果考虑，界定了分配性、整合性两种不同的谈判协议；④系统提出了跨文化谈判的思想谈判策略及其运用；⑤涉及了"群体观""权力观"和"内容-背景"维度。

一、文化与谈判概述

在双方跨越文化进行谈判的过程中，文化常以一种微妙的方式影响人们的谈判态度与谈判行为。

(一)跨文化谈判困惑

文化差异存在于三种情形：①个人主义与集体主义的文化价值观差异；②平等主义与等级主义的文化价值观差异；③沟通的低背景规范与高背景规范差异。这三方面文化差异构成了跨文化谈判困惑的产生原因。

(二)谈判及其跨文化影响

谈判是主体各方为了谋求各自利益对有待解决的重大问题所进行的会谈。谈判的实质是索取价值，其基本原理包括人们谈判的情形和所达成协议的类型。因此，谈判的基本原理受到文化的影响：利益、优先事项及策略。

谈判在考虑利益和文化时，会出现以下差异：①文化会影响个人利益对于集体利益的相对重要性，从而会导致不同的结果；②当与来自集体主义文化的争端方谈判时不要低估了集体利益的重要性，当与来自个人主义文化的争端方谈判时不要低估了个人利益的重要性；③来自高背景文化的谈判者可能会对直接提问感觉不适，你提出建议来发现利益之所在会比较好些；④当了解了利益，除了放弃低优先级利益来得到高优先级利益外，可以达成许多类型的一致。

谈判在考虑权利与文化时，需记住下列观念：①文化影响了争端方对权利标准的依靠程度，以及他们更愿意采用的权利标准；②由于有许多不同的权利标准，也因为文化中不同的层面支持不同的标准，所以，很难知道哪个标准会被争端另一方接受；③由于争端的一方不太可能提出对自己无利可言的权利标准，所以权利标准不可信；④使用权利标准成功解决争端的关键是，提出争端另一方统一认为公平的标准，或者提供新的可靠信息，使提出的标准看上去公平。

谈判在考虑权力与文化时，应考虑：①争端中的权力与争端方的最好替代方案（Best Alternative to a Negotiated Agreement，BATNA）有关。所谓 BATNA 是指谈判协议的最佳替代方案。如果不能达成整体性协议，非常重要的是要考虑对方可能对本文做些什么，而不是考虑 BATNA；应考虑本方的最坏替代方案（Worst Alternative to a Negotiated Agreement，WATNA），而不是 BATNA。②文化会影响到地位在何种程度上成为权力的基础，也会影响到邀请第三方参与的可能性。

(三)谈判者及其跨文化特征

谈判是谈判者的言语活动与言语交际行为，离开谈判者就不存在谈判。来自不同文化的谈判者在专业领域里的交往、沟通和合作具有跨文化的特征。谈判者如果能得体地处理谈判中的文化差异，使交流的双方既能够充分发出属于自己文化的声音，又能够最大限度地相互理解与沟通，那么就可以达到双方共同的目标。因此，对对方文化的感知、对反馈信息的评判、逻辑和话语规则、外语水平是制约双方交流的四大重要因素：

(1)在跨文化情境中，谈判者必须快速地对对方文化的感知作出判断，确定重要因素；同时，谈判者还必须推测，对方的哪些特性是属于个人的性格问题，哪些是属于文化普遍性特征。

(2)对反馈信息的评判，是谈判者通过针对各方所作的表达相互传递反馈信息而得以展开和深入。在西方国家，谈判者通常喜欢明确和直接地反馈信息，但在许多非西方国家的文化里，反馈信息要间接和微妙得多。因此，不能正确地认识反馈信息或获得的反馈信息出乎意料以及无法解释对方发出的反馈信息，常常会导致谈判者陷入窘境、失去自信，甚至以失败告终。

（3）逻辑和话语规则。不同思维方式对不同国家人的话语行为有着直接的影响，而这些话语行为在许多不成文的谈判规则中表现尤为明显。话语行为会受到来自不同文化谈判者的国力权势、政治制度、传统价值观念、国际商务惯例等因素的影响。

（4）跨文化谈判中常有至少一方需要使用外语作为交流媒介，所以对于这一方的谈判者来说，除了注意有关专业的行为规则和方法，还应考虑不同文化对相同话语作出的不同解释和判断，这种由于文化差异导致的沟通问题常常被误以为仅仅是外语水平的问题。

（四）跨文化谈判及其影响因素

跨文化是指具有两种及其以上不同文化背景的群体之间的交互作用。跨文化谈判是一种属于不同文化思维形式、感情方式及行为方式的谈判方的谈判。跨文化谈判具有不确定性，更充满挑战性，因为跨文化谈判是不同思维方式、不同沟通方式、不同行为方式之间进行的谈判行为。跨文化谈判失败的主要原因在于谈判双方缺乏对彼此文化背景的了解以及忽视文化差异对谈判的影响与作用。

二、文化与谈判策略

（一）跨文化谈判策略注意事项

谈判者用来实施某一策略的行为是有文化差异的。当谈判者具有不同文化背景时，相互借鉴会帮助谈判者根据对方的策略调整自己的策略。预先考虑到这些差异将有助于谈判者理解差异并调整自己的行为以加强或阻止对方的策略。因此，跨文化谈判者必须意识到以下几个要点：

（1）不同文化的特征性谈判策略有很多。在不同文化间除了讨论激励、影响、信息和对峙策略以外，可能还有其他重要的策略差异。

（2）个别文化成员采取的行动可能并不类似于文化原型，特别是在特殊情况下。

（3）谈判者的策略不是永远不变的，谈判者应经常调整自己的策略以适应双方的策略。

（二）跨文化谈判高手的特征

杰出的跨文化谈判者能理解谈判策略在不同文化中应用时的细微差别，其谈判进程缓慢，在谈判的过程中测试哪种策略对对方有效。他们愿意调整自己使用的谈判策略，以达到自己的目标而不是妥协自己的目标。

针对不同文化特征，既往研究提出三种文化相连的谈判者类型或模型：①"独断的个人主义者"；②"合作的实用主义者"；③"间接策略使用者"。这些类型均可被视为达成高净值整合性和分配性协议的跨文化谈判所需具备的条件。

"独断的个人主义者"一般会树立高目标，一直被促使着寻求信息，他们乐意权衡利弊，而不会为哪一方更具影响力而分心。缺点是在谈判时容易给对方压抑感。

"合作的实用主义者"关心自己和对方的目标，通过提问题和回答问题来建立相互信任，并间接处理影响力问题。这个策略潜在的缺点是一个合作的实用主义者也许会被独断的个人主义者所利用。然而，合作的实用主义策略的核心——信任，难以赢得却很容易失去。

"间接策略使用者"也许会依赖对权力的不确定性来激发间接信息搜寻。他们把直接使用影响力与间接信息搜寻结合起来，但跨文化则会出现问题。

假设这些迥异的谈判模式在不同的文化背景下是规范的，有效的跨文化谈判者需要或者能适应另一种模式，或者把他们的模式强加于其他文化的谈判者。三个模式的共同点是目的明确、对信息的渴望、使用一个策略便利地寻求信息，以及知道如何驾驭影响力。三者不同的是谈判者如何使用每一个不同的模式来树立目标，寻求信息和使用影响力。

第五章　非洲文化与健康

第一节　非洲卫生体系与健康

一、卫生体系概述

(一)卫生系统定义

什么是卫生系统？"系统"是为了某种目的而聚集在一起的部件及其相互连接。卫生系统与众不同的是其目的是关注人们的健康。卫生系统有很多部分，除患者、家属和社区外，卫生部、卫生部门、卫生服务机构、制药公司、卫生筹资机构和其他组织也发挥着重要作用。卫生系统的互联可以被视为以上组成部分发挥的作用。卫生系统的功能包括监督(例如，政策制定，监管)、健康服务提供(例如，临床服务、健康促进)、融资和管理资源(例如，药品、医疗设备、信息)。Roemer(1991)描述了卫生系统的组成部分，相互联系和目的的概念，将卫生系统定义为"资源、组织、融资和管理的结合，最终为人们提供卫生服务"。世界卫生组织(2000)重新定义了卫生系统的主要目的，即"所有主要目的是促进、恢复和保持健康的活动"。近年来，卫生系统的目的进一步扩展到包括预防疾病造成的家庭贫困。卫生系统之外的许多因素也会影响人们的健康，例如贫困、教育、基础设施以及更广泛的社会和政治环境。因为外部因素会影响卫生系统，所以卫生系统被视为开放系统。

(二)非洲卫生体系概况

近些年，由于医院的质量和合格医生的可用性得到提高，非洲的医疗保健行业显示出显著提高的迹象。通过将传统医学转变为现代化和结构良好的医疗保健系统，许多非洲国家已经能够满足人们对优质医疗服务日益增长的需求。然而，非洲医疗保健行业中私人和公共部门在设施和资金方面存在明显分歧。

所有政府工作以及非洲的公立和私立医院部门都致力于为非洲大众提供更便利和负担得起的医疗服务。以马拉维为例，其卫生服务由公共、私人营利(PFP)和私人非营利(PNFP)部门提供。公共部门包括卫生部(MOH)、地区、城镇和市政委员会，国防部、内政和公安部(警察和监狱)以及自然资源，能源和采矿部下的所有卫生机构。公共部门的卫生服务是免费的。私人营利部门由私立医院、诊所、实验室和药房组成。传统治疗师在马拉维也很普遍，并被归类为私人营利。私人非营利部门由宗教机构、非政府组织(NGO)、法定公司和公司组成。马拉维的卫生系统分为四个层次：社区、一级，二级和三级。这些不同的层次系统通过既定的转诊系统相互联系。社区、一级和二级的照护属于区议会。地区卫生官员(DHO)是地区医疗保健系统的负责人，并向地区专员(DC)报告，该专员是地区公共机构的管制官员。

在社区层面，卫生服务由卫生监督助理(Health Surveillance Assistants，HSA)、卫生站、药房、乡村诊所和产科诊所提供。每个 HSA 负责一片区域，在 2011 年，有 7932 个 HSA 由卫生站的 1282 个高级 HSA 支持。HSA 主要通过挨家挨户访问，村庄和外展诊所以及移动诊所提供促进和预防性的医疗保健(卫生部，2011)。在一级层面，保健服务由保健中心和社区医院提供。健康中心提供门诊和产科服务，旨在为 10000 人口提供服务。社区医院比健康中心大，提供门诊和住院服务，并进行小规模的手术，床位可达 250 张病床(卫生部，2011 年)。在二级层面，医疗服务由地区医院和同等容量的马拉维基督教健康协会医院提供。二级保健机构占所有保健机构的 9.5%。其为保健中心和社区医院提供服务(转诊)，并为周围人群提供门诊和住院服务。在三级层面，三级医疗服务机构由中央医院组成。中心医院提供专业保健服务，并为其所在地区的地区医院提供转诊服务。在卫生部总部层面，中央层面的职能包括政策制定、标准制定、质量保证、战略规划、资源调动、技术支持、监测和评估以及国际代表性。五个区域健康支持办公室(Zonal Health Support Offices，ZHSO)是中央层面的延伸，为地区提供技术支持。地区卫生办公室层面，职能包括管理地区级的所有公共卫生设施，并指导提供一级、二级卫生服务。DHO

向地方政府部下属的地区专员报告。在技术层面，DHO 从卫生部下属的区域健康支持办公室(the Zonal Health Support Offices，ZHSO)获得技术支持。

(三)非洲卫生体系与健康

国家卫生体系对疾病的发病率、死亡率等有重要影响，包括资源供给、医疗水平、距离等。疾病负担对公共卫生系统造成压力，是目前非洲面临的重要挑战。

佛得角的医疗设施有限，有些药物供不应求或无法使用。普拉亚和明德卢有医院，其他地方有较小的医疗设施。布拉瓦群岛和 SantoAntão 岛屿不再拥有正常运转的机场，因此在这两个岛屿几乎不可能发生医疗紧急情况下的空中疏散。布拉瓦岛提供有限的岛际渡轮服务。

在加纳，大多数医疗保健由政府提供，但宗教团体经营的医院和诊所也发挥着重要作用。存在一些营利性诊所，但它们提供的卫生服务不到 2%。整个国家的医疗保健变化很大。主要的城市中心服务很好，但农村地区往往没有现代医疗保健。这些地区的患者要么依赖传统医学，要么长途跋涉进行治疗。

几内亚自 1987 年巴马科倡议正式推行基于社区的方法以增加人口获得初级卫生保健服务，包括社区所有权和地方预算编制以来，几内亚一直在重组其卫生系统，从而更有效和公平地提供药物和其他基本卫生护理资源。几内亚是越来越多的国家和发展伙伴之一，利用基于市场的交易税和其他创新融资机制，在资源有限的环境中扩大医疗保健的融资选择。

尼日利亚的医疗保健服务是该国三级政府的共同责任。然而，由于尼日利亚经营混合经济，私营医疗保健提供者在提供医疗服务方面可发挥明显作用。联邦政府的角色主要限于协调大学教学医院的事务，而州政府管理各种综合医院，地方政府专注于药房。医疗保健的总支出占 GDP 的百分比为 4.6，而联邦政府在医疗保健方面的支出百分比约为 1.5%。从历史上看，尼日利亚的医疗保险可以应用于少数情况：政府支付的医疗保健为所有公民提供和资助，政府通过特殊健康保险计划为政府雇员提供医疗保健，私营公司与私营医疗服务提供者签订合同。但是，很少有人属于这三种情况。

在南非，存在平行的私人和公共系统。公共系统服务于绝大多数人口，但长期资金不足，人员不足。最富有的 20% 的人口使用私人系统，服务得更好。这种分裂在很大程度上延续了种族隔离时代和 20 世纪种族隔离时代所造成的种族不平等。

二、非洲传统医学与健康

(一)非洲传统医学应用现况

在非洲，传统治疗师的重要性和土著植物的疗效在数百万人的健康中发挥着至关重要的作用。根据国际发展研究中心(IDRC)估计，在撒哈拉以南非洲地区，经常使用这些服务进行初级卫生保健的非洲人数高达 85%，也有研究显示为 60% ~ 80%。传统从业者和大学训练有素的医生相对于非洲国家整体人口的相对比例表明了这一重要性。例如，在加纳，在 Kwahu 地区，每 224 人中有一个传统医生，而接近 21000 人中只有一名受过大学训练的医生。在斯威士兰，情况也是如此，分别为 110∶1，10000∶1。正因为如此，治疗师被视为初级卫生保健中的一个庞大且有影响力的群体，并且是非洲文化中不可或缺的一部分。没有传统治疗师，许多人将得不到治疗。

（1）在诊断方面，传统非洲医学中的诊断和选择的治疗方法在很大程度上依赖于精神方面，传统治疗师不是寻找疾病背后的医学或身体原因，而是认为患者与其社会环境或精神世界之间缺乏平衡，不是自然原因。

（2）在治疗方面，当一个人生病时，传统的医生会使用咒语进行诊断。传统医生会使用各种各样的治疗方法，如禁食和节食、草药疗法、沐浴、按摩和外科手术。偏头痛、咳嗽、脓肿和胸膜炎通常使用"引流—拔罐"的方法进行治疗，之后使用草药软膏施用后续草药。

（3）在从业者方面，许多传统的医学从业者没有受过教育，他们比较了解药用植物及其对祖先对人体的影响。传统治疗师在治疗过程中有深刻的个人参与，并通过保密来保护治疗知识，且专注于特定领域。

（4）在人才培训方面，一些治疗师通过个人经验学习，在康复后成为治疗师。另一条路线是接收从父母或叔叔等亲密家庭成员非正式传递的知识和技能，甚至是助产士的母亲或阿姨。此外，长期正式教授并为其辅导付费的既定从业者的学徒制是另一种成为治疗师的途径。一旦受训则正式成为治疗师。

（5）在疗效方面，非洲的草药一般没有得到充分的研究，而且监管不力。传统药物的使用等知识缺乏详细文件，且通常是口头传播。几种非洲药用植物已显示出令人鼓舞的抗锥虫病效应，但该研究仅处于概念阶段。

（6）在安全方面，传统药物可能产生的不良影响尚未得到充分证明，严重的不良影响，甚至死亡，可能是由对植物的错误识别或误用造成的。

（7）在支付方面，与任何其他职业一样，传统治疗师会因其服务而获得报酬。在非洲社会，治疗费用取决于其疗效。在给予治疗之前，他们不要求付款。这也是许多人更喜欢传统治疗师的原因。付款方式随着时间的推移而发生变化，许多传统医学从业者现在要求支付货币，特别是在城市环境中，而不是像以前一样交换货物。

(二)非洲传统医学与现代医学的关系

在建立以科学为基础的医学之前，传统医学是非洲数百万人的主要医疗系统，尽管现代科学医学在发达国家取得了成功，但由于文化与社会等的影响，现代医学在许多欠发达的非洲国家并没有产生同样的积极影响。这使得传统的非洲从业者成为其医疗保健系统的重要组成部分。西方医疗体系在非洲没有取得像较发达地区的医疗效果，一是医疗服务可及性较低，由于土地面积广阔，道路和交通系统较差，许多非洲本土人必须步行前往很远的地方才能就医，并且到达后通常需要排队等待很长时间，特别是在城市地区，因为缺乏诊所和资源导致过度拥挤。二是疾病预防与治疗能力不足，患者获得健康教育的机会较少，医疗机构的技术能力较低，影响医疗质量。三是现代医学就诊费用对于普通非洲人来说过于昂贵，使其难以寻求适当的治疗与护理。四是现代医学未融合非洲文化和传统，没有使非洲民众获得文化和传统意识形态中所要求的适当的精神治疗。现代医学中涉及的高度复杂的技术融入非洲的医疗保健系统，可能会破坏非洲的根深蒂固的文化价值。

不过，近些年，相关方对非洲某些药用植物的影响及传统医学技术产生了更多兴趣。制药行业已经开始考虑将传统医学作为鉴定可用于制备合成药物的生物活性剂的来源。

三、非洲疾病防治制度与健康

(一)政策制定的领导

在非洲,许多卫生政策由卫生部领导。在南非,卫生部发挥了主导作用,包括开展全国反吸烟运动游说,支持烟草控制立法和修正案,且卫生部在南非非传染性疾病联盟的支持下制定了有关含糖饮料与盐含量的调节和税收政策。此外,也存在卫生部门以外的其他人推动政策制定的情况。

(二)疾病防治制度的实施

在世界卫生组织非传染性疾病控制全球行动计划之后,南非于 2012 年启动了NCD 战略计划,肯尼亚于 2015 年启动了该计划,喀麦隆于 2011 年(2011—2015)起草了该计划,但并未解决所有问题。世界卫生组织建议消费税占产品零售价的75%。2015 年,南非税率最高,为 52%,肯尼亚为 35%,喀麦隆为 34.6%,尼日利亚为 20.63%。大多数国家在政府大楼、学校、工作场所和酗酒场所等部分地区实施了无烟区政策。关于烟草广告和烟草制品赞助的禁令基本实施,但存在差距。例如,在喀麦隆,一些公司仍然在非监管区域如酒精服务机构的外墙做广告。

所有国家都限制向 18 岁以下的儿童销售酒精,但目前尚不清楚执行和监督的程度。肯尼亚一直在实施监管,限制超市的营业时间和销售点,在晚上 8 点 30 分、下午 2 点后分别减少电视与电台的酒精广告时间。喀麦隆禁止在学校使用酒精,并禁止在学校内或附近开设饮酒场所。在南非,啤酒的酒精税率为 35%,烈酒的酒精税率为 48%,肯尼亚也对酒精产品征收消费税,但尼日利亚未采取该措施。喀麦隆在 2015 年提高了酒税,马拉维的部分税每年增加。

非洲国家对不健康饮食和身体活动干预的实施相对较少。对于不健康的饮食,通过大众媒体开展的定期公众意识活动仅在南非实施。同样,南非是唯一一个在2016 年开始实施加工食品减盐要求和持续监测的国家。但是,该立法没有扩大对学校,医院和酒店等机构准备的食品中添加盐含量的要求。喀麦隆正在通过大众媒体公众教育和提高认识开展体育活动。

(三)疾病防治的挑战

非传染性疾病预防的政策制定和实施过程在各国均面临挑战。一是资源有限：在许多政策制定会议中，非政府组织/民间社会组织和其他利益攸关方必须自费参加。对于烟草和酒精政策，大多数国家报告说由于能力和资金不足而缺乏加强。二是利益冲突，特别是烟草和酒精控制政策制定。例如，在南非，不同的政府部门在酒精控制方面采取了相反的立场：社会发展和卫生部门支持"营销酒精饮料控制法案"，而贸易和工业部和财政部则关注潜力干预的经济影响并没有支持该法案。

大多数国家的政策制定进程缓慢，各国在制定或实施非传染性疾病预防政策和干预措施方面没有采取同样的步伐，政策采用方法似乎也因国家而异。例如，肯尼亚和尼日利亚采取综合办法制定关于主要风险因素的大多数政策，但南非和喀麦隆采取了零散的政策制定方法。这种差异可能是由于各国不同实情影响了及时性和政策议程的采用和实施方式。

四、非洲医学教育制度与健康

(一)非洲医学教育现况

在重疾病负担的背景下，非洲迫切需要大量的医疗专业人员和医生来应对健康危机，许多非洲年轻人也有志于从事医疗领域工作。然而，医学教育系统的不完善阻碍了培养本地医学专业人员。医学教育体系因国家而异，不可避免地取决于其经济能力，同时也受预算资源、物质基础设施以及社会和文化习俗等影响。

南非作为撒哈拉以南非洲最富裕的国家，大约有 8 所医学院，每年约有 85000 名学生和 1300 名毕业生。南非医学院是政府资助的机构，除了学生学费，每所学校都获得政府的补贴。医学毕业生须参加为期两年的实习和一年的社区服务，才可以在卫生职业委员会注册并作为医生执业。南非还提供 USMLE 和 MCAT 等国际考试。南非医学教育基于英国模式，并且十分成功。肯尼亚的医学教育体系较为薄弱，约有 11 所机构提供医学课程，几乎每个县都有肯尼亚医疗培训学院，其中一些县拥有多个 KMTC。肯尼亚社区健康促进会(CHPK)等一些团体也出现了推广在线课程和"医学教育信息技术"理念的尝试。但肯尼亚发现本国很难在经济上培养足够的医疗专业人员，故也引入了医学生自费模式。尼日利亚是非洲人口最多的国家，于1948年开始实施医学教育，并建立了大学医院，该医院是伦敦大学的附属医院。目前，尼日利亚医学教育仍在改革，迫切需要更新和现代化。

加纳的医学教育主要集中在城市，两个大学医疗中心各自雇用大约100名医生。尽管加纳每年培养出200多名医生，由于许多医生移民，多年来加纳的医生数量稳定在1400左右。加纳正在努力教育和留住当地训练有素的医生，但很难让他们在需求最大的农村地区工作。此外，在西非内科医师学会(WACP)和西非外科医学院(WACS)的支持下，加纳组织了医师培训计划，加纳内科医师学会(GCPS)在1976年经加纳议会法案通过并成立。加纳研究生医学院(GPMC)成立于2003年，旨在促进住院医师培训计划的发展。WACP或GCPS赞助专业奖学金，但也因此许多学员选择离开加纳就读，且大部分没有回国。

从上述情况可以看出，非洲国家的医学教育系统是多种多样的，但是培养医疗专业人员的数量和质量有很大可提升空间。

(二) 非洲医学教育的挑战与机遇

多年来，非洲的医学教育发生了很大变化。从该地区仅有5所医学院到非洲国家独立后的扩展时代，以及现在医学教育结构正在努力为学生提供移动健康计划。随着现代技术的进步，向非洲等贫困大陆提供在线教育成为可能，这一过程可以对非洲的医学教育加以补充。电子学习、移动学习和远程教育的出现，可以通过互联网从世界各地的大学和机构向年轻的非洲人提供互动课程，这可能是非洲医疗困境的突破路径。

已有一些证据表明远程教育模式在协助非洲的医学教育系统建设方面已有成效。通过建立医学教育合作伙伴关系，美国尝试利用电子学习计划为撒哈拉以南非洲地区提供帮助。在线课程包括使用视频讲座，与交互式电子学习计划相一致，特别是针对医学专业人员考试准备和实践技能。选定的医疗机构可以获得在线医学课程和电子学习权限，以补充和支持医学院的医学教育课程。然而，专家提出只有相关机构具备所需技术能力，远程教育才能发挥作用。此外，移动医疗使偏远地区的人能够获得有利于学习过程的信息，并最终帮助更多人获得足够的医疗资格。这种教学方法与前面提到的传统方式的电子学习一起，有助于彻底改变学生学习和教学的方式。

为了使非洲人能够获得医学远程教育和移动医疗保健和支持，需要更多活跃的互联网用户。如果正确应用并克服一些基础设施障碍，电子学习可以帮助改善整个非洲的医学教育体系。统一考试标准也是缩小全球卫生差距的一种方式，加纳、南非和尼日利亚等非洲国家也实施国际医学院入学考试（MCAT），美国医疗执照考试（USMLE）在大多数非洲国家也有开展，例如埃及、乌干达和津巴布韦等。

第二节　中非交际相关文化差异

一、时间观念的差异

在同非洲人员跨文化交际中，理解非洲的时间观念是重要的，这有助于减少由于时间观念冲突产生的摩擦，减少沟通难度，使双方更能充分理解彼此的行为方式。

(一) 中国的时间观念

"一寸光阴一寸金，千金难买寸光阴。"中国人十分讲究珍惜时间。尤其是在经济高速发展、教育广泛普及的现代社会里，这种把准时看作美德的意识也越来越明显地反映在中国人的社交过程中。在正式场合，比约定时间提前到达指定地点是司空见惯的，中国是礼仪之邦，提前到达更能体现自律与修养。

除此之外，"诚信"也是中华民族传统美德的重要组成部分之一。在中国文化中，"失信"是"耻"的代表，"守信"则会为自己赢来好处与荣誉。作为传统美德之一的诚信观念自古流传至今，以至于中国人往往对待约定一丝不苟，竭尽全力做到准时守信。

鲁迅先生曾经说过："生命是以时间为单位的，浪费别人的时间，无异于谋财害命。"中国人温顺谦逊，在日常交往中注重自己的个人界限，避免对他人造成困扰。拥有道德意识的中国人常常为打扰他人感到抱歉和愧疚，浪费他人时间也为中国人所不齿。在中国人的思维里，迟到是失信，守信是美德，散漫是浪费时间，浪费时间是应该被摒弃的坏习惯。

(二) 非洲的时间观念

非洲人的时间观念比较淡薄，在与非洲友人相处的过程中，经常出现：约好了时间见面，但在规定时间来临之时，他们却迟迟不出现，打电话过去，最常听到的回答是"Nakuja"，可以解释为"来了来了，我在路上了"，或者"我这就到了"，最终迟到多久，究竟能不能见到，都是未知数。非洲人淡薄的时间观念其实是可以解读的，他们散漫的时间观是客观和主观两方面原因造成的。

非洲经济发展缓慢，公共设施不够完善，办公机制仍处于发展状态。在这些情况下，为节约用人成本、解决人才缺失的难题，往往出现一人身兼数职，承担着在同一时间不同空间同时担当工作任务的情况。在很多非洲国家，机场中的值机人员也担任着检票的任务，因此他们常常分身乏术。值机时间已到，值机柜台却空无一人的情况屡见不鲜。同时，交通上也充满着各种不可抗因素。非洲国家缺乏地铁轻轨这样突发状况概率较低的公共交通工具，普遍使用随时可能出现故障的二手车辆，因路况不佳而导致的交通拥堵也处处可见，还有在路口等待的交警也可能随时拦下车辆进行检查，导致出行时间延长，等等。这些情况都会破坏计划的行程，让通勤时间变得随机而不可预测。即使是像火车这种较稳定的公共交通工具，由于维护技术缺失、维护成本过高等问题也常常会晚点。这些都是客观上的因素。导致非洲人时间观念淡薄的主观原因比较复杂。

非洲人在时间观念上，则体现了他们天生随意乐观的精神。非洲的生活方式更加悠闲、放松，时间安排不够严格紧凑。在非洲，人们在管理安排日常事务方面的不同方式导致了准时性的缺失与对时间态度的松懈。非洲人对事情的处理不是严格依照次序进行安排落实，而是在同一时间内进行多种任务处理。社交习惯也是如此，他们往往在同一个时间范围内进行多个谈话，安排多次会面。

非洲存在"慢文化"。非洲的节奏呈现出整体性的"慢"趋势。坦桑尼亚人与肯尼亚人常常用斯瓦希里语中的"pole"来表示安慰，而"pole pole"的意思是"慢一点、慢慢来"。非洲谚语中也有类似"心急吃不了热豆腐"的表达，意为"拖延会让事情变得更好"。而勤奋刻苦的中国人认为拖延会降低工作效率、影响生活质量。在非洲的"慢文化"中，人们相信"不准时也不碍事"，"不着急，慢慢来，一切都会更好的"。

　　非洲人对时间的丈量方式与其他地区有所不同。对比西方的"机械时间认识"，也有人曾提出非洲的"情感时间认识"，即时间是主观的、情感的，时间的存在来源于人的主观感受。在非洲，人作为衡量时间的长短的主体来决定结果，而时间本身则没有客观的衡量刻度。首先，非洲人将时间的衡量依托于具体的概念中。类比于中国流行的"一首歌的时间"，非洲人常常将时间的长度与自然现象、社会活动、日常生活等联系在一起，将这种具象的时间衡量方式视为主流方式。例如，肯尼亚有"在唾液风干之前完成某件事"的说法来表达极短的时间，人们也会用"农耕时期"来表达较长时间段的概念。这种现象在布隆迪体现得更为明显，在布隆迪人表达时间，他们将主观观念注入自然现象，用"日出的时间""挤奶的时间"来约定俗成地表达客观的时间概念。然而，非洲部族复杂繁多，又普遍地长期处于未融合统一状态，不同地区同一具象事物发生时间不同，在一个国家中一个部族的说法可能尚并不适用于另一个部族，因此时间在非洲有了相对性。

　　除此之外，非洲的时间概念与中国也有所差别。中国的时间观念包含了过去、现在和将来三部分。中国人以现在的时间点为原点，在思维中建立了坐标系横轴，原点以左是过去，原点以右是未来。中国人对时间的理解是纯粹而精准的，不包含模糊的概念和界限。冈比亚学者苏勒曼·S. 尼昂（Sulayman S. Nyang）在其《非洲人的宇宙观》一书中也对非洲人观念中的时间进行了划分，他认为非洲人的时间观念由过去、现在和未来三个部分组成。看似相近，但事实上非洲人对于这三个时间段的定义与中国的单一时间理解是有差别的。坦桑尼亚人也将时间分为 sasa（现在），zamani（过去）和 siku za mbele（未来）。sasa 集合了现在、极短的过去与极短的未来三个时间概念，zamani 表示宏观的过去，凡是 sasa 以前发生的都处于 zamani 的时间范畴之中。siku za mbele，直译为"面向的日子"，所代表的是宏观的未来。肯尼亚哲学家约翰·姆必提（John Mbiti）对此持有不同观念，即非洲人的时间观只分成为过去和现在两个部分。他认为非洲人着眼于可见的未来，而对于宏观不可感知的未来，非洲人一般不关心即将在这个遥远维度中即将发生的事情，他们选择忽略甚至选择相信它们不存在。虽然两种理论有差别，但都能够解释非洲人对时间观念的淡薄意识。在非洲人的思维里不存在精准的时间坐标，时间对他们而言是笼统的范围。由此可见非洲人的现在时态也可能代表将来或过去的概念。非洲人所说的"现在"与中国人认识中的"现在"是不同的，这种由于文化与认知不同体现出的差异并不能通过简单的翻译体现出来。因此，如果不了解非洲人观念中某个时间的内涵，在与非洲人的交际中，这种因为对时间的定义不同而引发的矛盾是不可避免的。

同样，非洲人对于"准时"的概念也与中国人的理解不同。所以即使中国人百般要求"准时"，非洲人的迟到还是不可避免。这并不是因为他们有意冒犯，而是因为在他们的观念里，他们已经做到准时了。在中国，人们习惯于提前到达，在规定时间点或该时间点前都属于准时的范畴。而对于非洲人来说，迟到半个小时甚至一个小时都属于正常的、可以被接受的行为。这是约定俗成的非洲文化，对于这些迟到半小时乃至一小时的非洲人而言，被贴上"爱迟到"的标签是令人感到委屈的——他们已经在自己的认识里做到守时、甚至提前到达了。

(三)中非哲学时间观念差异

中国与非洲在哲学视角下对时间的认知也不尽相同。非洲人认为时间是周而复始、生生不息的。正如前文提到的，非洲的时间观念依托于自然现象、社会活动和自然生活中。太阳的升起和落下都是循环的过程，由此非洲人对于时间的理解也受到了影响。中国也有相似的观点，中国人认为日月更替，四季循环，"寒来暑往、春去秋来、冬去春来又夏至"的说法在中国耳熟能详。《论语》中有"逝者如斯夫，不舍昼夜"；陶渊明也曾写过"盛年不重来，一日难再晨"。可见时间是线性的、流动的。不同于非洲哲学中的循环时间观，中国传统的时间观念里，时间是线性与循环并存的。这就是中国与非洲在哲学时间观念方面上的差异。

二、隐私观念的差异

中非隐私观念之间的异同，体现在以下几个方面：

（一）个人领地界限

对于个人领地界限的划分是隐私观念的重要组成部分。中非之间个人领地界限观念有所不同。美国社会心理学家 Irwin Altman 提出，个人领地具有分级概念，分为三个部分，即主要领地（primary territories）、次要领地（second territories）和公共领地（public territories）。中国人常常没有细致划分的个人领地观念。在中国的办公场所中，同一部门的同事在同一间办公室办公，虽然座位与座位之间存在隔挡，但是整体呈开放式的状态。办公室的门时常打开。而在非洲，办公空间都是独立的。办公室的门紧闭，进入前需要敲门请示，无应答不可进入。即使是办公秘书的办公室，也有类似"屋中屋"的设计将办公秘书与经理隔开。在大学的行政机构中，如果要面见校长或院长，往往需要推开两扇门——首先向外屋的办公秘书提出请求，在办公秘书经过请示同意后，再敲里面办公室的门与院长或校长见面。在坦桑尼亚达累斯萨拉姆大学，每位教授和副教授都有自己独立的办公室，如果教授们还担任行政职务，那么他们还会有另外的办公室，级别较高的往往会配备秘书或者助理坐在套间办公室的外屋。这在中国的高校中是不常见的。

（二）人际交往距离

隐私观念体现在人际交往距离方面。《庄子·山木》中写道，"君子之交淡如水""君子淡以亲"，即朋友之间的交往不必亲密热烈。对于中国人而言，人际交往距离需要时间的沉淀而致距离不断缩小，浓烈的情感也不必外露表达，保持含蓄。中国人需要与陌生人保持一定的人际交往距离。陌生人的过分热情会让中国人感到无所适从，尤其是对方的过分关心使他们感觉到生活被干扰、"插手"，甚至认为个人隐私受到侵犯。

在非洲，对陌生人很热情是再正常不过的事情了。非洲人似乎不在意人际交往距离的概念与意义，他们热情奔放，对陌生人吐露心扉也并非奇事。常常会有非洲人向只见过一面的人表白"我爱你""能否嫁给我"，这在中国人眼里是不可思议的。除了情感上的距离，还有肢体上的触碰距离。中国人对于不熟悉的人的触碰感到不适，非洲人却把触碰当作友好的表达。非洲人的打招呼方式多样，尤其是在街头，光是问候就能来回说上几十句，从工作问到生活、从自身问到家庭。年轻人之间更是还会用新颖多样的手势互动，传达友好。

(三) 个人信息

在日常交往过程中，中国人与非洲人对于"家长里短"的态度在基本信息方面呈一致性。中国人往往不认为年龄、姓名、职业属于隐私的范畴，对于中国人而言，这些在日常谈话中针对细节闲聊的行为只是茶余饭后打发时间的一种习惯，目的并非为了全面了解对方，而是将这些细节作为谈资赢得放松的悠闲时光。非洲人也是如此，但谈话深入程度与谈话内容有所不同。中国人也常常为非洲人的开放和坦诚感到诧异，中国人不会如此将自己的家庭状况细节毫无顾忌和保留地呈现在他人，尤其是陌生人面前。非洲人在婚姻状态、情感生活方面体现出了极高的自由性，他们可以毫不在意地向刚认识的朋友介绍自己的家庭成员、子女情况与个人情感经历。含蓄内敛的中国人常常对自己的家庭信息有所保留，将它划为隐私的一部分，在遇到他人针对家庭或感情经历的询问时，中国人往往感到冒犯。

中非隐私观念在一定程度上有相似性，在与非洲人相处的过程中，中国人不必过分在意谈话内容。然而由于历史、文化等原因，也有部分观念彼此大相径庭。在中非跨文化交际中研究隐私观念的差异，有助于在交往中明确个人界限和他人禁忌，减少冒犯、矛盾与冲突的发生。

三、思维方式的差异

(一) 中国的客观思维与非洲的主观思维

中国人以客观逻辑主导思维，而非洲人以主观情感主导思维。时间观念直接地体现了中非之间这种思维方式上的差异，中国人的时间计量方式是以钟表时刻客观衡量的，时间对于中国人是精准的概念；而对于非洲人而言，时间范围是模糊的，取决于人的主观感受，不同的人的时间概念也有所不同。

中国人讲究逻辑，承认万物变化、事物发展存在其客观规律。非洲人对于世界的认知从主观出发，将客观规律与主观概念联系在一起。

(二) 中国人的集体观念与非洲人的个人观念

"各美其美，美人之美，美美与共，天下大同"，中国人拥有集体观，目标在于达到人人和谐。中国人认为良好的人际关系是社会稳定的基础。和谐的结果是被期待的，因此在集体利益与个人利益发生冲突时，中国人会选择将集体利益置于个人利益之前，必要时牺牲个人利益以保全集体。

非洲人则弘扬个人性格，更重视自身生活的快乐与满足。

第六章　跨文化适应与应对策略

第一节　跨文化适应理论基础

一、跨文化适应的概念

(一)历史演变

跨文化适应研究始于 20 世纪初的美国，当时大批移民涌入美国，导致一系列跨文化适应问题，先后引起人类学家、社会学家及心理学家的研究兴趣。美国人类学家罗伯特·雷德菲尔德(Red Field)、拉尔夫．林顿(Ralf Linton)和梅尔维尔·赫斯科维茨(Melville Herskovites)最早提出跨文化适应概念。随后由于科技的进步与贸易的发展，全球范围的人口流动增多，跨文化适应的研究也不断地深入，研究领域从人类学、社会学，扩大到心理学、语言学、交际学、传播学、教育学、管理学等众多领域，形成了多学科、多视角、不同方法交叉的局面。

跨文化适应的研究层面主要分为个体研究和群体研究。个体层面的研究关注个体在新的或陌生文化中的心理调整，主要包括移居者以及旅居者。群体层面的跨文化适应研究，自 20 世纪初开始由人类学和社会学领域的学者引领。在人类学领域，特别是对文化心理学家而言，一个主要的学术关注点是不同文化背景的群体交往后的濡化过程，这种交往可能会使一方或双方群体产生文化特征的变化。社会学的学者则从互动过程中资源分配的视角更注重研究群体关系。

国内关于跨文化适应的研究近年来受到越来越多的关注，主要集中于以下三个群体：来华留学生、移居到汉族文化主导地区的少数民族以及对外汉语教师。关于卫生领域跨文化研究也呈现出明显需求。

(二)跨文化适应概念

有观点认为，跨文化适应的具体含义是"个体从一种文化转移到另一种与其当初生活的不同的异质文化中后，个体基于对两种文化的认知和感情依附而做出的一种有意识、有倾向的行为选择和行为调整"，即强调的是行为选择和行为调整，针对的是短期旅居者，有别于长期移居者的"他文化的融入"。心理学家则从关注个体心理过程的角度出发，认为跨文化适应是"个人在环境变化时所做的心理调适，使其能在工作或非工作环境减少冲突以及压力，在心理上增加舒适感以及自在感"。前者关注的是行为(行为选择和行为调整)，后者更加关注心理感受(压力、冲突、心理上的舒适感以及自在感)；前者是一种过程描述，不涉及动机，而后者则突出了动机(使其能在工作或非工作环境减少冲突以及压力，在心理上增加舒适感以及自在感)，并强调了冲突和压力。

综合国内外研究，把跨文化适应定义为处于一种文化背景下的个体进入另一种文化时所产生的身心反应和过程，它描述了不同文化中的个体由于相互之间的接触而产生的变化。

二、跨文化适应理论基础

(一)Kalervo Oberg "文化冲击"理论

Kalervo Oberg 在 1954 年提出"文化冲击"理论，是指旅居者在文化转型过程中所感受到的迷失感和伴随的焦虑感。他认为个体跨文化适应要经历 4 个情感阶段：蜜月期，沮丧期，适应期和稳定期。这四个阶段的变化呈倒置抛物线形曲线(见图 6.1)。

(1)蜜月期：是指个体进入陌生文化环境的前几周甚至几个月，刚进入新环境带来的新奇感和兴奋感，在这一时间段人们并未接触到真正的跨文化适应问题，主要表现为好奇、喜悦和兴奋。

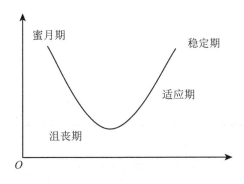

图 6.1　倒置抛物线形文化适应曲线

（2）沮丧期：又称挫折期，是指随着时间的推移，人们在陌生文化环境中逐渐感到不适应、紧张、沮丧等消极情绪，感到无法掌控自己的生活，这可能导致抑郁、孤独、愤怒和敌对等情绪的产生。在这一阶段，个体处于讨厌或批评异文化的状态，个体表现出熟悉的、习惯的文化行为模式，拒绝异文化的新模式。

（3）适应期：又称恢复期，是指个体在陌生文化环境中发挥主观能动性，运用积极的心态应对跨文化适应问题，并逐渐掌握了恰当的应对和处理方式。当个体意识到之前碰到的许多问题是由于缺乏对异文化的了解，个体开始理解异文化，开始正确应对消极和负面的情绪并开始适应。

（4）稳定期：个体对异文化的适应已经趋于稳定，能够灵活地处理和解决在异文化中碰到的问题。这一阶段，个体要承认和接受这个事实：对异文化的有效适应意味着个人的改变，出现在原文化和异文化中的自我的整合。

（二）文化同化理论

1. Gordon 单维跨文化适应模型

关于跨文化适应的单维度模型最初由 Parks 和 Miller 在 1921 年提出，而后由 Grodon 发展为单维同化理论模型。他假设文化认同是一个单向的连续统一体，随着主流文化认同不断增加，原有文化的认同就会逐渐降低直至消失，双文化认同仅是文化适应的短暂阶段。该理论认为，跨文化适应是人们不断适应、从而达到脱离原有文化而融入主流文化的连续过程，即跨文化适应是单维度、单方向的(见图6.2)。

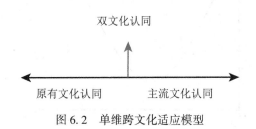

图 6.2　单维跨文化适应模型

2. John Berry 的二维跨文化适应模型

有的学者对文化适应单维模型提出了挑战，认为这种单维模型在现实中实现的可能性不大。针对单维模型存在的不足，Berry(1984)提出一个两维度模型，他认为跨文化适应并不是一个简单的线性过程。对某种文化的高度认同并不意味着对其他文化的认同度低，个体应对跨文化适应的策略可能有四种不同表现：整合、同化、分离和边缘化(见图6.3)。

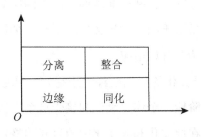

图 6.3　二维跨文化适应模型

文化适应中的个体既重视原有文化，也注重与其他群体的交往，是整合策略；个体放弃原有文化，重视与其他群体的交流，则是同化策略；个体重视原有文化，避免与其他群体进行交流，就是分离策略；个体既不重视原有文化，也不注重与其他群体交流，就是边缘化策略。

3. "压力-适应-成长"动态模型

韩国传播学者 Kim 认为，跨文化适应是一个动态的过程，由此，Kim 提出压力-调整-成长的适应模型。适应模型认为，跨文化适应是一个既有压力也有成长的上升过程，文化休克是正常心理现象，它给个体带来压力，促使个体发生改变、成长，个体或群体的跨文化适应过程表现为螺旋式前进和上升，在压力的作用下向前进步。压力、适应、成长三个要素共同存在，相互依存(见图6.4)。

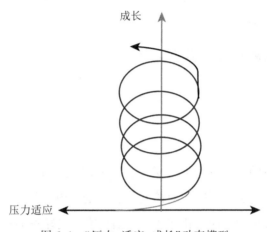

图6.4　"压力-适应-成长"动态模型

4. 跨文化能力理论

1973 年，McClelland 首次提出了能力(competency)概念，随后更多研究者在跨文化领域引入能力概念。Gertsen(1990)认为跨文化能力有情感、认知和沟通三个维度(见图6.5)。

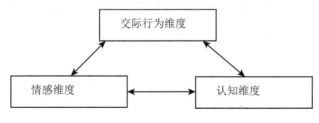

图6.5　跨文化能力理论结构维度

认知是个体对跨文化知识的理解及定位，包括文化知识的获取和运用，一般来说，对跨文化知识的认知程度越高，个体或群体的跨文化适应能力越强，越能更好地适应新环境。情感维度包括文化移情和跨文化敏感，文化移情是对异质文化的换位思考，文化敏感即对待异质文化的开放态度、情绪弹性、灵活度，两者都是应对跨文化休克和跨文化冲突的重要能力。沟通行为包括语言交际和非语言交际，它包括行为调整、有效行为两个维度。行为调整是指尊重及交流管理，有效行为是指任务角色行为和个体角色行为。

三、跨文化适应的相关影响因素

(一) 内部因素

1. 人格

一般来说，个体的人格分为五大类型，即外向型、神经质、开放型、随和型、尽责型。许多学者研究了人格因素对跨文化适应的影响，例如 McFarlnad 认为，个性因素如灵活性、想象力；跨文化技能，如幽默感、友好等都是促成跨文化交际成功的因素。具体哪种人格能更好地应对跨文化适应，目前没有明确的结论。人格对跨文化适应影响的研究主要有控制点和外向型两个方面。控制点是指当人们面对问题时，在大多数情况下，他们认为是自己可以控制事情的发展，还是外界因素影响事情的发展，很多研究发现控制点是心理适应有效的预测源；关于外向型的研究，有些研究得出外向性与适应之间有正面的联系，但是有些得出负面联系的结论，还有些人得出二者无关的结论。Ward 及其同事 (1997) 提出"文化适合"假说来整合这些研究。他们认为，人与环境存在着交互作用，在很多情况下不是人格预测跨文化适应，而是旅居者的人格与当地文化群体是否"适合"。

2. 能力

能力包括情绪管理能力、智力能力如文化智力/情感智力/社会智力、行动能力、专业技术及管理技能、人际关系能力如文化弹性及冲突处理能力等。对于跨文化适应来说，个体需要相关的知识和技能。知识和技能一方面依赖于以前的经验，很多研究发现以前有国外生活经验的留学生在以后的跨文化生活中适应得比较好。获得文化知识的另一个途径是培训和教育，例如是否能熟练地使用当地语言，这是可以通过培训获得的。

3. 期望和态度

期望是指个体在进行跨文化适应前，对跨文化接触的想象。现实的、与实际体验匹配的期望，能促进个体良好的适应。从方向来看，期望可以划分为过低和过高的期望，很多研究发现当旅居外国的人期望比较低时，实际的生活满意度会增加。态度主要是指接纳他国文化态度，即同化、整合、分离、边缘这四种态度，个体用整合的态度对待他国文化和母国文化能更好地适应当地社会生活。

4. 人口学因素

性别、年龄、收入和教育等人口学因素与跨文化适应之间也存在着一定的关系。Sam（1998）对居住在挪威的青少年移民的研究发现，当这些青少年产生跨文化适应问题时，女孩体验到更多的抑郁症状，男孩报告出更多的反社会行为。年龄和适应的关系没有得出一致的结论，受教育水平与适应成正比，因为教育与其他资源联系在一起，如与文化有关的知识和技能，社会经济财富等。

（二）外部因素

1. 文化距离

文化距离是指由于地理和空间的遥远，文化共同点较少所产生的距离感和陌生感。研究发现，跨文化适应者的文化与居住国文化间的差距越大，跨文化交往中建立和保持和谐关系的难度就越大。文化距离在其他的研究中也称文化差异，包括政治制度差异、经济发展水平差异、基础设施差异以及社会文化风俗传统差异等，对于在异国工作生活的个体以及家人来说，需要克服一系列的生活变化，包括饮食习惯、生活节奏、气候等，这些变化会给人带来压力，造成跨文化适应的困难。

2. 组织支持

组织支持主要包括职业生涯发展、跨文化适应培训、居住以及配偶工作、子女教育等方面的协助、适当的薪资与福利安排。当个体在新环境遭遇困难时，若能从他人处获得帮助，尤其获得品质良好的组织支持，将有助于其在新环境的适应。

3. 社会支持

社会支持有很多来源，包括家庭成员、朋友和熟人，社会支持是预测心理适应的显著因素。这些来源中婚姻和家庭是最基础也是最重要的影响因素，除了家庭，卫生援外人员的社会支持资源可以划分为同胞和当地人。Adelman 认为，同胞可以提供情感帮助，支持他们宣泄自己的情感，释放在新的环境中遇到的挫折，使其心理安全、自我尊重和归属感得到增加，减少压力、焦虑、无助感和疏远感。

第二节　跨文化适应问题与挑战

在不了解一个地方或国家的文化时，基于已有的主观认识对一个国家进行评价，容易产生偏差，并且这种偏差可能会对本国的文化带来冲击，进而带来跨文化适应挑战。由于受援国的社会、生活、工作等环境与我国不同，援外人员在接触与本国环境不同的文化时，容易带来躯体、心理、精神上的变化，给跨文化适应带来挑战。援外人员的跨文化适应状况不仅影响个人在受援国当地的生活，也影响在当地工作的开展，更重要的是个人在外的一举一动都可能上升到国家形象。

60 多年来，我国援外医疗人员克服来自个人、生活、工作等多方面的挑战，完成援外任务并取得令人骄傲的成绩，也普遍赢得当地政府和民众的认可。但是，在这期间也不可避免出现个人无法适应当地社会环境、工作无法顺利开展等问题。和西方援非医疗人员相比，我国援非医疗人员在非洲开展医疗工作面临的情况更加复杂。我国援非人员相对更容易产生跨文化适应问题，在执行援非任务时，面对的是国内完全不同的社会环境、工作环境和生活环境，在面对困难时，更多时候是依靠自己来克服困难、解决问题。因此，了解在异国环境中可能遇到的跨文化适应问题就显得尤为重要。

本节在明确跨文化适应影响因素的基础上，结合卫生援非的特点，以公共卫生援非人员为例，从文化距离、个体差异、跨文化管理三方面来总结分析跨文化适应过程可能面临的问题与挑战。

一、文化距离

这里的文化距离主要指受援国与我国的文化距离，并且主要考虑受援国的影响因素，把文化距离划分为生活差异和文化差异两大部分。受上述因素影响，致使援外人员在受援国产生的跨文化适应问题，即为文化距离导致的跨文化适应问题。

（一）生活差异问题

1. 气候适应问题

非洲处于热带地区，大部分国家气候炎热干燥，并且部分地区水资源严重缺乏，这些气候条件与我国差异较大。部分国家全年无四季之分，气温高、湿度大，紫外线也较强，蚊虫也比较多。加上饮食习惯的差异，生活节奏差异，对于初次来到这些国家的援外人员来说，可能难以适应这样的环境，进而引起躯体上的不适。比如可能会出现感冒、发热、肠胃不适、食欲下降，严重者可能引发疾病等情况，躯体上的不适还容易引发心理上的变化，这些生理心理上的变化会减慢跨文化适应的速度，影响正常的生活和工作的开展。

2. 饮食问题

生活差异中一个重要的问题是饮食习惯问题。非洲国家的饮食结构比较单一，主要以肉食和海鲜为主，新鲜蔬菜较少。相比国内，虽然中国各地饮食各有差异，但总的来说中国人饮食主要以新鲜蔬菜为主，而非洲当地产蔬菜的品种及产量是比较少的，再加上当地交通物流欠发达，故采购相对困难；还有就是因为新鲜蔬菜稀少，故价格比较昂贵，因此非洲国家餐桌上新鲜蔬菜较少，往往使国人难以适应。因此，短时间内可以接受当地的食物，但是对一个即将长期生活在受援国的援外人员来说，这是一个比较难适应的方面。因此，有的援外人员，喜欢带蔬菜种子到非洲，自行种菜，既可解决饮食不适应问题，也可缓解一下思乡之苦。

3. 生活用水问题

在非洲某些国家由于地理位置或气候原因存在长期缺水、水质差等问题，生活饮用水没有保障，用水比较困难。地处撒哈拉沙漠的国家，如埃塞俄比亚、毛里塔尼亚、尼日尔等国家，气候炎热、供水覆盖率低，水资源缺乏尤为严重，一些在援外人员看来并不适合饮用的水，但对于缺水地区的民众来说却是救命水。因此，生活用水问题将是公共卫生援外人员面临的重要问题之一。

111

4. 居住条件问题

非洲国家贫富差距较大，一般在富人区的住房是矮层建筑，贫困地区住房一般是铁皮房、土坯房、草房。在经济发展水平相对高的非洲国家或城市，其提供给援外人员的居住条件相对比较好，生活配套设施比较完善。但在非洲国家边远贫困地区，援外人员驻地的居住条件相对比较差，存在住房年久失修，面积小，水电供应无法保障，生活基本设施数量不足，质量不高，或生活配套设备简陋陈旧、维修费用且高周期长等问题。

5. 交通出行问题

交通出行问题主要是驻地公用汽车配备数量不足，汽车质量参差不齐，维修困难且周期长。因为严格的外事纪律，援外人员平时出行会相对困难。非洲国家大部分属于发展中国家，交通设施建设非常有限，交通不便利，公共汽车、火车较少，一般二手汽车、摩托车、自行车相对更常见，出行不太方便。公路建设较差，一般在国家的首都或是大城市，道路相对较好，但是在边远地区特别是不发达的乡村地区，路况很差，旱季时道路上灰尘多，雨季时道路泥泞这是常有的事。此外，由于部分国家交通管理混乱，路况复杂，开展公共卫生工作时，援外人员经常需要自行驾车出行，如果援外人员对受援国的交通规则不熟悉，发生交通意外的风险比较高。

6. 文化娱乐生活问题

与非洲国家不同，我国的文化娱乐设施更加丰富齐全，娱乐活动形式更加多样。但在非洲国家，受经济条件的影响，在文化娱乐设施的建设投入不足，导致娱乐基础设施缺乏。此外，受工作、管理的影响，援外人员的业余活动开展不足，形式比较单一。当今社会，网络已经成为人们娱乐生活的重要组成部分，社交媒体之间的交流、获取外界信息、与人沟通等都离不开网络。但在非洲国家，网络并不像国内一样容易获得，多数非洲国家网络的资源是比较紧张的，网络速度比较慢，并且网络费用极其昂贵。此外，非洲国家电视信号也比较少，特别是说中文的电视台。

7. 医疗问题

非洲国家医疗卫生体系建设相对国内差距较大，特别是公共卫生体系脆弱，对一些传染性疾病如疟疾、霍乱、伤寒、黄热病等的防治效果不尽如人意,故当地的传染性疾病的发病率较高。虽然对于一些传染性疾病,援外人员会在出境前注射相关疫苗进行防治,但是由于非洲国家地貌和气候原因,蚊虫比较活跃,故很多时候疾病是防不胜防的,感染疾病在所难免。当感染疾病或发生意外情况时,就医就成了一个重要问题,一般情况下,出现腹泻、发热、头痛、过敏等疾病援外队员会进行自我治疗。但出现突发疾病如阑尾炎、昏迷、骨折等情况,因为受援国当地医疗条件和医疗水平有限,无法治疗相关疾病,有时候援外人员患病需要紧急送回国内治疗,过程比较麻烦且容易耽误病情。因此,在有的受援国当地就医非常不便。

8. 安全问题

在非洲,公共卫生援外人员可能面临的一个重要问题应该是人身安全、财产问题。首先是职业暴露问题,援外队员随时可能面临职业暴露,人身安全缺乏保障,比如,在进行工作过程中,如果不小心被医疗器械扎破皮肤,面临的可能是艾滋病感染或其他未知疾病感染;另外,在非洲的某些国家,埃博拉、艾滋病、疟疾、结核病、霍乱、血吸虫病、黄热病、登革热等新发再发传染病的流行比较严重,由于公共卫生专业的特殊性意味着接触这些疾病的概率也会更大,职业暴露也较多。此外,受援国当地的社会治安环境相比国内社会治安环境有差距。在一些非洲国家,因贫穷、饥饿、教育水平低下、允许民众合法持有枪支等原因,入室盗窃、持枪、持械抢劫的事情时有发生,这也是援外人员人身安全的一个潜在危险因素。最后,在非洲大陆上,虽然战火纷飞的年代已经过去,但是一些国家的安全形势仍不容乐观,国家的主权领土纠纷、边界问题,种族和宗教冲突,反政府武装冲突,恐怖主义威胁,小规模武装冲突等地区安全问题,上述原因给当地的社会环境带来挑战,这些都是对公共卫生援外人员人身和财物安全造成威胁的一个重要因素。

(二)文化差异问题

1. 语言问题

人与人交流的过程也是文化碰撞的过程,而语言就是一个很重要的载体,如果人与人之间语言交流顺畅,能加快与当地人建立联系的速度,达到目标也会相对容易;反之,则会影响工作的顺利开展和正常生活,甚至可能带来文化冲突。援外过程中语言障碍可能是援外人员普遍面临的一个问题，流畅的语言交流是援外人员正常生活和开展工作的重要保证。语言应该是摆在公共卫生援外人员面前的最大难题之一。因为非洲国家的语言体系庞大，据统计非洲有 800~1000 种语言，主要的官方语言有法语、葡萄牙语、阿拉伯语、英语等 4 种。但除了这些官方语言，还有很多小的语言种类，在某些非洲国家，虽然官方语言是上面几种，但是许多普通民众所用的语言并不只是官方语言。部分非洲国家语言信息见表 6-1。

表 6-1　部分非洲国家语言信息一览表

国家	官方语言	通用语言	主要民族语言
埃塞俄比亚	阿姆哈拉语	英语	奥罗莫语、提格雷语
毛里塔尼亚	阿拉伯语	法语	哈桑语、布拉尔语、索尼盖语、乌洛夫语
几内亚	法语	—	苏苏语、马林凯语、富拉语（又称颇尔语）
加蓬	法语	—	芳语、米耶内语和巴太凯语
卢旺达	卢旺达语、英语、法语和斯瓦希里语	—	斯瓦希里语
弗得角	葡萄牙语	—	克里奥尔语
赤道几内亚	西班牙语、法语葡萄牙语	—	芳语、布比语
多哥	法语	—	埃维语、卡布列语
安哥拉	葡萄牙语	—	温本杜语、金本杜语、基孔戈语
布基纳法索	法语	—	莫西语、迪乌拉语和颇尔语
吉布提	法语、阿拉伯语	—	阿法尔语、索马里语
阿尔及利亚	阿拉伯语	法语	—
博茨瓦纳	英语	茨瓦纳语、英语	—
几内亚比绍	葡萄牙语	克里奥尔语	—

续表

国家	官方语言	通用语言	主要民族语言
纳米比亚	英语	阿非利卡语、德语、广雅语、纳马语及赫雷罗语	—
索马里	索马里语、阿拉伯语	英语、意大利语	—
乌干达	英语、斯瓦希里语	卢干达语	—
突尼斯	阿拉伯语	法语	—
尼日尔	法语	豪萨语	—
毛里求斯	英语	法语、克里奥尔语	—
塞内加尔	法语	沃洛夫语	—
马里	法语	班巴拉语	—
乍得	法语、阿拉伯语	萨拉语、阿拉伯语	—
科摩罗	科摩罗语、法语、阿拉伯语	科摩罗语	—
科特迪瓦	法语	迪乌拉语	—

资料来源：中华人民共和国外交部官网、《对外投资合作国别（地区）指南》。

比如，阿姆哈拉语是埃塞俄比亚的联邦工作语言，通用语言是英语，主要民族语言还有奥罗莫语、提格雷语等。因此，即使是英语掌握很好的援外人员，也可能会遭遇和不同英语口音或说当地语言民众交流的情况，这对在当地开展工作和正常生活带来挑战。由于援外公共卫生人员工作的特殊性，工作中可能需要接触到不同层面的人，在与普通民众交流过程中，当地普通患病民众在描述疾病相关信息时往往是采用当地民族语言或通用语言来表达。如果援外公共卫生人员只会一种语言或对当地语言只经过简单培训，在交流过程可能会觉得比较困难，即使是有翻译人员在场的情况，如果翻译人员不是当地的医务人员，对医学领域的相关专业名词不了解，这样的情况对开展工作也比较困难。另外，我国援外工作面临的一个难题是缺乏精通援助国通用语言的翻译人才，现有的相应的翻译人才难以配备援外医疗队。因此，在工作的过程中，常常需要借助当地医师或当地人员的翻译，而在这种间接沟通中，则需要援外公共卫生人员对当地民众的英语发音和表达习惯具有较强的适应能力。因此，在公共卫生援外人员的选拔中，语言应作为一个重要的选拔标准。

2. 观念问题

与中国不同，某些非洲国家医疗体制内没有交班制度，对相关技术操作也不规范，无菌观念淡薄等，这些观念看似很普通，但对援外人员来说，这可能是一个令人很不适应的问题。如果援外人员执意以国内的做法来处理对待，可能会引发文化冲突。时间观念是很典型的一个例子。因此，援外人员需要适应与国内不同的工作观念。

3. 工作效率问题

中非文化差异在一定程度上会影响工作的效率，比如工作节奏、工作习惯不同，导致工作效率的差异。中国比较注重工作效率，工作节奏也比较快，而非洲国家却相反，很多情况下，援外人员适应不了这种缓慢的工作节奏，对开展公共卫生工作的效率也会产生影响。

二、个体差异

在卫生援外的过程中，个体差异是卫生援外人员跨文化适应中的一个重要的影响因素。个体差异可以通过人格特征、心理适应、个人期望、专业能力、交往适应、社会支持来综合反映。

（一）人格特征

有研究显示，人格特征对其在异国的跨文化适应有较大影响。一般来说，主动型人格、外向型人格和跨文化适应程度有较强相关性，在异国的生活工作中，可能在沟通交流上表现得更加积极客观，在跨文化适应中将帮助他们更好地融入当地文化和人际交往中。此外，包容性、开放性高的人，更容易接受新事物，对异国文化接受度更高，因此可以更好融入当地文化，更容易实现跨文化适应。最后，自我调控能力也是人格特征中一个很重要的因素，这里的自我调控能力包括抗压能力以及对自身情绪的控制能力。面对新环境，更快调整自己的情绪，对抗压力，能保持冷静理智、灵活面对，这些因素在跨文化适应中是加分项。上述因素可以考虑作为考核选拔援外人员的指标。

(二)心理适应

心理适应主要反映在跨文化过程中的心理健康和生活满意度上，多通过心理调适(对焦虑、抑郁等症状和身心疾病的调适)等方面来衡量。个人的生活环境变化、性格和社会支持等方面会影响在异国文化中的心理适应程度。初到异国，大多会出现思乡之情，特别是当在生活或工作中遇到问题时，会倍加思念家乡。而当情绪无法得到舒缓，就会出现包括失落、孤独、抑郁等心理反应。工作上，接触到的是新同事、新工作方式等，工作环境与国内不同，工作初期最容易出现不适感，这时可能因为工作上的不适应出现沮丧、工作懈怠、压力大等心理反应。因此，卫生援外人员在进行援外培训前要做好适当的心理预期；另外在跨文化适应前期要注意调整自己的心态，以应对心理文化挑战。

(三)期望过高

前往受援国前，如果对未来的生活和工作的心理预期过高，当前往受援国后感受当地的生活条件与国内相比产生心理落差，加上远离家人和对工作上的不适应，导致产生跨文化适应问题。

例如援非，非洲国家的卫生工作环境与我国存在差异，援外过程中，工作中的同事、面对的人群，工作过程中使用的卫生设施都可能出现了变化。相对于中国，大部分非洲国家的卫生设施配置是不齐全的，即使有相应的设施，也可能会遇到某些器械出现损坏不能正常使用的情况，开展一台手术相当于一个人独自奋战。在非洲某些国家，没有完善的疾病统计制度，也没有建立信息档案管理。面对的情况可能和国内不一样，导致心理上短时间内无法接受。另外，受援国当地卫生人员的技术和人员比例配置与国内存在一定差距，这可能也会影响卫生工作的顺利开展。所以，如果援外人员在前往前受援国前没有做好心理准备，在到达援助国后可能会不适应，即使做好心理准备，也可能出现不适应的情况。

(四)专业能力

在非洲部分经济发展不足的地方，由于设施的不齐全，加上复杂的工作问题，专业技能单一难以应对工作任务，需要全能型人才。援外人员不仅要在公共卫生专业上能力强，也要具备管理、协调、宣传、培训方面的技能。援外人员的工作不仅仅是帮助受援国加强公共卫生体系建设，还要帮助他们加强能力建设和人才储备，在这过程中会涉及给受援国的相关人员进行培训。很多情况下，一人担任数职，由于人数限制，援外人员不得不担任起管理药品药剂、实验设备管理和维修，所以援外人员需要掌握多方面的技能才能更好解决工作中遇到的问题。

(五)交往适应

交往适应一般体现在日常生活交往过程中的言行举止上，这里的交往适应分为与援外队员、与非洲国家民众和与受援国其他国家援外人员三个方面。

公共卫生援外人员大多是从各个家庭、单位抽离出来，重新聚集在一起过集体生活，队员可能来自不同省份。在援外过程中出于安全、外事的考虑，一般与外界社区是隔离的，在这种情况下，队员每天直接面对的是自己的队友，援外队伍又是临时性机构，长时间接触中不可避免地产生队内矛盾。队内矛盾在援外医疗队中很容易出现，并且大部分是一些非常琐碎的事情，但这些事情很容易在队内引起负面情绪，对队员的心理健康产生不良影响。

在交往过程中用词不当可能会引发文化冲突，比如交往过程中语言的用词问题，如"黑人""黑奴""奴隶""Negro""Black"等词语在非洲人民眼里是禁忌。非洲人民对这些词语十分敏感。另外在饮食习惯上，受西方文化影响，非洲大部分国家吃饭使用刀叉，有的国家习惯用手抓饭，对于习惯使用筷子吃饭的国人来说，这样的饮食习惯可能会令人不适应。

与受援国当地政府及其他国家或国际组织支援队伍的交往问题。公共卫生援外人员在受援国当地开展公共卫生相关工作，会涉及与当地政府工作人员沟通协调问题，如果对当地信息不了解，得不到政府相关人员的支持，工作的开展将会遭遇很多困难。另一个问题是协调与在受援国当地的其他国家或国际组织交往，这些支援队伍的人员来自世界各地，他们一般在受援国工作的时间比较长，对当地的信息了解相对比较多，更好融入国际协作环境，分享交流当地工作经验及教训，将对援外人员工作的开展有一定辅助作用。

(六)社会支持

良好的社会支持可以帮助援外人员更好地适应当地的生活、工作方式，减少跨文化适应挑战，更快地融入当地。援外人员的社会支持可以按来自同胞(包括家人、同事、朋友等)、当地人来划分，社会支持越多越有利于解决跨文化适应。援外人员远离国土后，由于时间和空间上的限制，以前的社会支持网络可能因为联系与交往频率的减少而慢慢断开，因此能获得的社会支持会减少，尽管如此，援外人员还是能从以前的社会网络中得到一些社会支持。援外人员可以通过网络保持着与家人朋友之间的联系，他们也会关注国内的信息等来增加认同和归属感。此外，"老乡文化"在我国是非常重要的社会支持资源，如当地的华人华侨就是一种典型的社会支持来源。援外人员如果在生活、工作上能够与他们建立起联系，将对他们的跨文化适应提供帮助。最后，援外人员如果参加当地民众的各种活动，也可以减少"外来人"的不适感，有利于融入当地圈子，增加归属感和认同感。

三、跨文化管理问题

在卫生援外的过程中，跨文化管理是非常重要的一环。这里的跨文化管理包括对个人的管理和对总体的管理两个方面。个人管理主要指对职业生涯发展、配偶工作、子女教育、薪资与福利安排等。总体的管理主要指选拔和组派、出国前培训、国外期间队内管理、归国队员的后续管理、跨文化适应培训、待遇保障等。

(一)职业生涯发展及薪资待遇问题

由于援外人员需要把大量时间投入公共卫生相关工作适应与协调，再加之受援国硬件和软件资源限制，开展新技术与业务的时间与条件有限等原因，工作和国内脱节，个人职业发展停滞不前，这种问题在所难免，援外人员将面临职业发展的潜在损失。此外，原单位的职位已有安排，援外人员归国后可能存在职业落差感，并引发其对职业的前景感到担忧。最后，援外人员在外工作时，生活条件相对艰苦，援外人员的薪资津贴、医疗保障、职位晋升等保障激励政策尚需进一步加强。

(二)家庭因素

家庭因素是影响外派人员与否愿意外派和安心工作的重要因素。卫生援外需要远赴海外，远离家乡，这就意味着需要和家人分离。个人在选择参加援外时需要考虑家人的意见，特别是无法随行的家属。对于无法随行的家属，未来也许只能通过视频见面交流，对子女的教育、对家人的照料无法与在国内相比。对于随行的家属，他们的生活适应、语言交流、工作、学习教育、医疗保障等问题都需要考虑。

(三)出国前培训

出国前培训作为卫生援外过程中必不可少的方面。援外人员如何在一定时间内掌握相应的知识与能力，这是一个不小的挑战。特别是对于一些完全没有接触过受援国的援外人员来说，困难更大。援外培训包括专业知识、外事、当地传染病、文化风俗、法律法规、语言、安全等，内容多、时间紧，不可能面面俱到，因此培训效果和个人努力以及在异国的跨文化适应能力密切相关。

(四)国外期间队员的管理问题

在卫生援外的过程中，援外人员需要服从组织安排，接受组织的管理。一般来说，援外队员在受援国的管理由队长负责，队委成员协助。管理的内容包括财务管理、资产管理、医疗管理、药品管理、生活管理、车辆管理、外出管理、物资采购、纪律安全、文体宣传、对外联络等方面。各个援外医疗队的管理有各自的特色，但大多是一样的。援外队员要了解医疗队的管理制度，了解相关的管理规定，以尽快适应援外工作。

了解以上三方面的跨文化适应的问题是很有必要的，这些信息可以帮助援外人员从宏观上把握下一步应该了解的信息的大体方向。在明确跨文化适应过程中的问题与挑战后，应该制定针对上述问题的相关策略，有利于增加跨文化适应过程中的适应速度，减少文化冲突，更快适应当地的生活，找到生活工作的最佳状态。

第三节　跨文化适应能力提升策略

跨文化适应的问题实际就是个体与其他文化接触时如何理解和应对文化差异的问题。跨文化适应的相关影响因素包括性别、年龄、教育、人格、态度和能力等个体自身的内部因素，以及文化距离、组织支持和社会支持等外部因素。研究表明，来自陌生的工作、人际和文化等情境会引起心理紧张，生活和工作压力增大，将降低工作绩效。但也有研究发现，有些外派人员能主动应对跨文化距离带来的压力，这种压力反而推动他们采取更主动行为去迎接挑战，从而带来好的工作绩效。由此可见，跨文化适应是一把双刃剑，正确的应对策略会决定涉外工作的成败。

一、跨文化适应能力提升的实现途径

跨文化适应是一个动态过程，其在本质上是让具有不同文化背景的人们克服陌生文化环境带来的压力，不断作出自我调整，最终适应新环境，形成跨文化认同的过程。在文件梳理的过程中发现，关于留学生(中国学生到国外，或国外学生到中国)、企业、跨国公司、外贸等涉外人员的跨文化适应的研究相对较多，对于公共卫生援外人员的研究相对较少。"他山之石，可以攻玉"，跨文化适应能力提升有其共性，故基于以往研究，从自身素质、文化距离、政策支持三方面来总结提升跨文化适应能力的实现途径。

(一)从自身素质的角度

1. 自觉提升自身素质，培养人际交际能力

提升自身素质，包括自身的人格、品质和专有的技术能力，还包括语言能力的提升。对语言的学习和理解不能仅仅停留在语言等级考试上，语言的学习要从文化教育的角度加以完善，语言能力是文化沟通交流的基础，是跨文化交际能力培养的最重要一环。此外，要有意识地培养人际交流的能力，它是融入新环境的重要手段。

2. 加强对文化及法律的了解，提升跨文化适应能力

提前的自我学习和跨文化训练或培训，主动了解东道国的文化、风土人情、生活环境及法律法规，具备良好的文化认同感是提升跨文化适应的重要实现途径。主动学习能使外派人员对东道国的文化产生一定的思想共鸣，使他们不再处于被动的跨文化交际环境中，为融入新环境储备知识力量。此外，性别、年龄情况、收入情况、海外学习工作经历和受教育情况等方面都将影响提升跨文化适应的能力。

(二) 从文化距离角度

1. 缩小文化距离，采取求同存异的原则

文化距离是指因为地理和空间位置的原因，文化之间很少存在共同点，所以导致距离感的形成。如中美文化差异较之中韩、中日都要大，空间距离越大，文化距离也越大。通常情况下，如果文化距离较小，那么会很容易彼此理解；如果文化距离较大，沟通理解起来会困难一些。文化距离主要源于价值观的差异，有可能导致文化冲突和文化休克，对援外工作造成不利影响。因此，为了缩小文化距离，应该遵循平等尊重、优势互补、自我完善、求同存异的原则，在求同存异中实现多元文化真正意义上的整合。

2. 消除种族的偏见，提升适应环境的能力

人类学家普遍认为每种文化中都存在着民族中心主义，这是一种普遍存在的心理倾向。受民族中心主义影响，人们会本能选择用自己认可的文化价值观判断其他民族的行为举止，以固定思维观察其他文化。有时也会因为一些历史的原因，会产生种族的歧视和偏见。不管来自涉外人员的还是来自东道国的种族歧视或偏见对涉外人员的心理都起着极大的反作用。其次，异国他乡，饮食习惯、生活方式、气候条件等方面的环境变化都可能给涉外人员带来心理落差，援外人员需要学习、尊重和接纳异国的文化和习俗，学会解决新环境中的衣、食、住、行的实际困难，提升涉外人员适应新环境的能力。

(三) 从管理机制的角度

1. 完善外派人员的综合遴选机制

　　事实上，并不是每一个人都具有从事跨国工作的胜任力和适应力，因此，选取合适的外派人员，完善遴选机制是实现途径的第一步。遴选过程应考虑两个方面，一方面是外派人员的工作技术能力，另一方面是外派人员的跨文化适应能力、个性特征和交际能力。两者相较而言，后者更为重要。

　　(1)外派人员的人格特征：包括外派人员是否具有自信心、责任心、开放包容的性格和自我情绪的调控能力。其人格特征可用五人格量表，即 NEO 人格量表来进行遴选，该量表是建立在五大人格理论的基础之上，由美国心理学家科斯塔 Costa 和麦克雷 McCrae 在 1987 年编制成。五大人格包括内–外向性、宜人性、谨慎性、神经质(情绪稳定性)和经验的开放性。宜选取外向、宜人和情绪稳定特质的人为候选对象，这样的候选人善于与人打交道，处变不惊，适应新环境能力强，善意开拓新局面。

　　(2)涉外人员的跨文化适应能力：为了评测涉外人员是否能适应新的环境，可应用跨文化适应性量表(Cross Cultural Adaptability Inventory，CCAI)，该量表是 Kelley C 和 Meyers J 于 1987 年创建，并于 1989 和 1992 年进行修正，是衡量跨文化有效性的自我评价工具，其设计目的是满足衡量跨文化适应性的需要，它包括情绪灵活性、灵活开放性、感知敏锐性、个人自主性等方面的评测。该量表为涉外人员的遴选提供可评测的指标。

　　2. 开设跨文化适应的相关培训

　　外派人员的跨文化适应能力可以通过培训课程来提升的，针对不同东道国的文化特征，开设相关的培训课程，学习、理解和接纳东道国的文化，风土人情、生活习惯、和法律法规。外派人员提前认识文化差异，了解在新东道国可能的生活和工作前景，同时注重培训涉外人员人际交流的技巧和沟通能力，并培养他们对新事物的新鲜感和好奇心，促进更有效的交流，圆满完成海外工作的任务，这都是提升跨文化适应能力的重要途径。

　　3. 实行胜任力自我评价的制度

　　如有条件，在委派之前先安排外派人员到东道国进行短期的访问，外派人员可初步将自己的性格和能力与新环境做胜任力的自我评定。通过自我评价后派出的工作人员，更能有效提高他们的跨文化适应能力。外派人员对环境、性质和要求有充分的了解后，其工作和生活才有更大的主观能动性。

4. 取得家庭支持的政策

根据 1995 年美国国际公司的调查，员工拒绝外派任务的原因是：48%配偶不支持，27%子女问题。由此可见，家庭因素是影响外派人员与否愿意外派和安心工作的重要因素。因此，在选择外派人员的时候，要充分重视其家属的意愿。对于不能随行的家属，要像关心外派人员一样，充分关心外派人员家属的工作、生活和学习的情况，定期为外派人员及其家属安排一次团聚的机会，家人给予的社会支持也是外派工作成功的关键要素之一。对于随行家属，帮助他们了解当地的生活环境，在当地找寻新工作的可能性和子女在国外接受教育的机会。

5. 给予合理的薪酬福利标准

由于外派人员工作环境的特殊性，决定了其特殊的薪酬标准、激励机制和保险福利。财务支持需要包括高额的工资、驻外补贴、激励报酬、福利项目和保险等。薪酬制度必须具有可实施性、反映东道国的文化和经济水平、参考绩效考核情况、反映东道国特色的福利和补贴，同时实行薪酬和福利制度个性化，以满足不同层次外派人员的需要。不合理的薪酬福利标准将失去国际人力资源市场的竞争力。

6. 确定回国后职业发展计划

外派人员回国后面临的主要困难包括：①逆文化冲击，即当外派人员在异国不同文化环境里生活了比较长的一段时间，适应了异国文化，当其回到祖国后，出现的不适应症状，这叫逆文化冲击。②家庭生活的影响：如果家属随行，那么涉及外派人员家属回国重新适应问题，包括配偶再重新寻找工作、子女重新入学的问题，语言适应问题和是否能跟上国内学习节奏的问题。如果家属不随行，可能面临夫妻感情疏远、家庭生活再磨合的问题。③对职业的影响：外派对未来工作和职业发展的价值，是外派人员关心的重要方面。回国后，如果他们一方面失去外派时的经济利益，另一方面原有的职位已另有安排，外派人员归国后有职业落差感，就会对职业的前景感到担忧。对归国后职业的担忧可形成一种阻碍性压力，影响涉外的工作效果。

总的来讲，外派人员期待海外工作的经历有利于他们归国后的职业发展，为了解决外派人员对于归国后职业发展问题担心和焦虑，确定他们回国后的职业发展，需要建立一套完全的支持体系，包括：派遣前提前签署归国后职业发展协议；派遣中建立密切联系制度、保留其在原单位晋升机会、必要时提供精神上和物质上的支持；回国后安置合适的岗位，为外派人员的职业发展设计上升通道等，以确保外派人员能够"出得去"，也能够"回得来"。

不同行业的跨文化适应的研究和实践表明，需要从多方疏通跨文化适应的实现路径，加强适应支持、资金支持和职业支持是外派人员尽快融入新环境，保障涉外工作顺利进行的保障。

二、卫生援外人员跨文化适应能力提升策略

卫生援外是南南合作的主要组成部分，由于卫生援助跨国界、跨文化的特点，文化因素也贯穿整个援外工作。影响其他行业跨文化适应的因素也可能是影响卫生援外人员生活与工作的重要因素，卫生援外人员在国外工作和生活过程中，不可避免地和其他行业外派人员一样在新环境中经历着一种陌生和孤独的感觉。基于共性分析，个体素质、文化差异和跨文化管理都是影响跨文化适应的关键，卫生援外人员作为需要跨文化适应的特殊群体也不例外，他们在国外的不适应可能影响到他们的生活质量和工作效率，影响到卫生援外人员的稳定性，成为我国卫生援外工作可持续发展的潜在威胁。

针对卫生援外人在跨文化适应中可能存在的问题，本节从跨文化适应的角度，排除不同国家文化差异这一不可控的因素后，从个人层面和管理层面两方面探讨卫生援外跨文化适应的应对策略。

(一)个体层面

卫生援外人员到受援国后，接触两种截然不同的文化和价值观，外部环境剧变的时候，饮食、气候、居住、人际交往方式、规则和新文化价值观导致卫生援外人员生理和心理上的改变。为了避免文化距离带来的文化休克，应该从自身能力和社会支持两方面来提升卫生援外人员的跨文化适应能力，协助他们以积极的态度加快在受援国的适应过程。

1. 自身能力

(1)社会文化适应。社会文化适应培训包括三方面：①历史文化培训：了解历

史文化，宗教民俗能缩小文化距离。对国外的宗教文化了解，采取尊重的态度。②公共服务培训：对于社会治安、公共秩序、公共服务秩序、社会公德、突发事件的培训，了解国外的法律法规，遵守国外的社会规范，能更好地融入异国的新环境。了解国外的公共卫生获取突发事件发生时，可能采取的应急措施的信息和措施。③心理预期培训：调整心理预期，尽快适应环境。心理方面，在准备出国之前，全面把握的思想上和心理上的变化特征，针对性地开展组织一些有关心理健康和思想政治教育的活动。在生活中遇到不如意的问题时，要积极面对，寻求社会支持，多和家人、朋友和同事沟通，分享自己的喜怒哀乐，获得支持，争取尽快摆脱的困扰，始终保持积极乐观的良好心态。

（2）生活适应。生活适应包括三方面：①生活环境培训：在受援国，生活环境适应包括当地气候、饮食、住宿、交通和购物等方面。饮食习惯、基本生活需求的满足与否与身体、心智健康存在着一定的关系。所以需要提前培训了解受援国的衣食住行、气候条件和生活节奏。②服务模式培训：培训主要了解国外的餐厅、商店、国外、当地医院和交通等服务的情况，这样能更快地融入当地的生活。③人际交往培训：培训日常交流、社交活动、理解当地文化，提前了解社交活动的礼仪规范。遇到文化差异，提前做好心理准备，妥善解决矛盾。

（3）工作适应。工作适应包括三方面：①工作模式培训：积极主动地了解国外的工作模式，充分发挥自身能力和优势，发扬团队协作精神。②工作资源培训：充分利用国外资源，包括临床病例和信息资源，主动进行学习。提升自己的业务能力、独立思考问题的能力，以及处理临床工作的能力。③自我提升培训，强化自我学习意识，合理规划安排自己的学习时间，找到合适的学习方法，以提升自己的学习效率和学习质量。

此外，卫生援外人员在加强自身的能力建设的同时，要树立正确的跨文化态度，既要引领中国优秀传统文化"走出去"，弘扬和传播我国传统文化，也要尊重受援国当地文化。

2. 社会支持

社会支持网络是指在特定范围内的个人相对稳定的社会关系，它作为一个十分重要的社会环境因素对卫生援外人员跨文化适应会产生极大的影响。社会支持对巨大的压力、内心焦虑和孤单无助的感觉可以得到一定程度的缓解。卫生援外人员需要发展并维系稳定的社会关系，例如家庭关系、朋友群和同事群等，形成一定的社会支持。同时，也要注意与受援国的同事、邻居和朋友建立良好的联系，从而形成良好的社会支持网络。在所有的社会支持来源中，最受关注的是家庭。因此，如果需要缓解卫生援外人员的思乡之情，建议在当地环境允许的情况下，根据援外人员工作年限和级别，卫生援外人员的家属可随任，子女安排当地入学，并提高随行家属探亲补贴，两年中可考虑增加特殊节假日探亲 1 次数。此外，需要构建援外卫生人员的交流平台，让医疗队员们能及时反映自己的需求，感受到祖国永远是他们的坚强后盾。

(二) 管理层面

从 1994 年到 2024 年的 30 年时间里，国家相继出台了一系列卫生援外人员的管理制度和政策待遇文件，包括《援外出国人员生活待遇管理办法》《卫生部关于援外医疗工作人员管理办法》《援外医疗队员考核与奖惩暂行规定》和《援外医疗队员选拔暂行规定》等，来保障我国卫生援外工作的顺利进行。除了原有的政策文件，在政策层面，从跨文化适应的角度，从卫生援外人员的选拔、培训和管理提出政策建议。

1. 完善卫生援外队员选拔制度——"过三关"

卫生援外人员的选拔是卫生合作实施的基础，2016 年 8 月国家卫生计生委就印发了《援外医疗队员选拔暂行规定》。在规定中对卫生援外人员的思想政治条件、业务技术体条件、外语条件、身体条件和年龄条件做了明文规定。从跨文化适应的角度，在卫生援外人员选拔时，要强调过三关，即"思想关""人格关"和"语言关"。①"思想关"是指卫生援外人员在思想上要有"不畏艰苦、甘于奉献、救死扶伤、大爱无疆"的精神，只有一个有高尚的医德、有情怀、有大爱、有目标、有理想的人才会有克服和战胜困难的信心和勇气，这是卫生援外人员跨文化适应的首要条件。②"人格关"是指卫生援外人员应该具备一种具有自我意识和自我控制的能力，是有自信坚强、乐观开朗的外向性格的人。具有这样人格的人会更积极面对新环境下的生活，在遇到困惑和挫折时保持良好心态。跨文化适应的人格因素可以运用于选拔当中，以保障卫生援外工作的顺利。③"语言关"是指卫生援外人员要有良好的语言能力，语言是应对跨文化适应问题的重要工具，是和当地人沟通的桥梁。一个无法进行简单语言交流的人，不仅仅生存都困难，更不可能很好地独立开展卫生合作或援助工作。语言是跨文化适应的必要条件。

2. 加强卫生援外队员跨文化适应的培训——"三储备"

加强卫生援外队员的跨文化适应的培训是消除文化差异影响的重要措施。在培训中强调"三储备"，即语言储备、知识储备和心理储备。①语言储备：指加强受援国当地语言的学习的培训，为在援助国生活提供基本工具。②知识储备：包括培训当地的历史文化、宗教民俗、文化礼仪等，提升跨文化适应能力，防止文化休克的发生。③心理储备：指调整心理预期，提前做好心理准备，尽可能地缩小理想与现实的差距。只有在跨文化适应的培训中注重卫生援外人员各方面的能力储备，他们才能以积极的态度和行为去应对所承受的焦虑和压力，加快在异国他乡中的适应过程。

3. 增加与跨文化适应相关的制度——"三提供"

为了应对跨文化适应对卫生援外人员的影响，在政策上需要在三个方面给援外人员予以支持，即：提供融入机会，提供资金来源和提供社会支持。①提供融入机会：即是要完善医疗援外协议和协议落实工作，为卫生援外人员参与受援国的医疗相关的活动，科研相关活动和娱乐活动提供信息和机会。②提供资金：是指设立跨文化活动经费，为卫生援外人员和相关部门定期的互访、联欢和学术交流提供资金支持，促进卫生援外人员的生活和工作的融入。③提供社会支持：建议在当地环境允许的情况下，尽量给卫生援外人员创造在当地结交朋友、开展医疗卫生合作的机会。同时保证网络的通畅，让卫生援外人员能经常与国内家人和朋友保持联系，争取得到家人和朋友的支持。此外，完善卫生援外人员的选拔派遣制度和管理工作模式，以援外医疗队为例，在援外人员派遣的时间上，可适当延长两个卫生援外医疗队替换时的重叠时间，让老队员能带领新队员熟悉环境。或者考虑设立个别相对长期的岗位，有熟悉当地生活和工作环境的卫生援外人员当领头羊，可帮助后来的援外医疗队员更快熟悉环境和融入当地生活。

综上所述，针对援外医疗队员在跨文化适应中可能存在的问题，在现有政策基础上，从个人层面建议自身能力和社会支持"两手抓"，从政策层面提出"过三关""三储备""三提供"的"三个三"的策略，只有从多方面提高援外卫生人员跨文化适应的能力，才能更好地开展卫生援外工作，顺利完成国家、党和人民赋予的光荣任务。

第七章　援外医疗队人员跨文化适应研究

自 1963 年向阿尔及利亚派遣第一支医疗队开始，我国累计派出的援外医疗队队员超过 2.5 万人次。为了解我国援外医疗队员国外的生活工作环境和跨文化适应情况，在 2016—2017 年，武汉大学研究团队利用网络数据和问卷调查的方法，对援外医疗队人员的国外生活工作跨文化适应情况进行调查。

第一节　舆　情　研　究

一、舆情数据来源

为了解援外医疗队国外生活方面的情况，利用武汉大学全球健康中心和武汉大学计算机学院共同研制的全球健康信息平台。以"援外医疗队食物""援外医疗队住宿""援外医疗队交通""援外医疗队娱乐""援外医疗队精神生活"为名分别定制 5 个专题，检索词见表 9-1。收集并分析 2015 年 1 月 1 日至 2016 年 6 月 30 日的相关信息。通过筛选，最终纳入与援外医疗队生活相关网络数据共 96 条。

表 9-1　援外医疗队专题及检索词

专题名	共同检索词	差异检索词
援外医疗队食物	援外医疗队/援外医疗/援非医疗队/援非医疗	食物/饮食/食品/三餐/就餐/蔬菜/水果/肉食/肉类/青菜
援外医疗队住宿	援外医疗队/援外医疗/援非医疗队/援非医疗	住宿/宿舍/住房/房间/房子/租房/租住/住宅/公寓

专题名	共同检索词	差异检索词
援外医疗队交通	援外医疗队/援外医疗/援非医疗队/援非医疗	交通/车辆/专车/租车/公共交通/出行/公交
援外医疗队娱乐	援外医疗队/援外医疗/援非医疗队/援非医疗	娱乐/自娱自乐/活动/郊游/比赛/健身
援外医疗队精神生活	援外医疗队/援外医疗/援非医疗队/援非医疗	精神生活/思乡/思念/想念/心理压力/心理问题/心理/精神压力/压力/语言问题/语言障碍/高温

二、舆情研究方法

内容分析法基于内容分析法,分三级指标来分析援外医疗队目前生活状况。一级指标为物质生活条件和精神生活条件两个大类。二级指标包括食、住、行、娱、生活满意和社会适应6个维度。三级指标包括24个与生活相关的指标。

词频分析词频分析是分析一个文件或一个文件集中的关键词的频率。关键词的重要性一般随着它在文件或文件集中出现的次数成正比增加。本研究利用词频分析工具对援外医疗队生活相关网络数据进行词频分析,再将搜集来的前100个热词进行分析。

三、舆情研究结果

(一)内容分析结果

内容分析从两个大类六个维度24个指标分三级加以分析。内容分析反映出位列前五项的问题分别为:思乡、思念亲人(47.9%);面临各种风险,心理压力巨大(43.8%);食物种类少,尤其是援助国国内蔬菜稀缺(35.4%);适应高温天气、文化背景、饮食习惯的困难(32.3%);语言障碍(30.2%)。这些反映出新闻报道或自媒体倾向于关注有关援外队员在受援国的思乡之情、精神压力、食物,社会适应和语言的障碍。

(二)词频分析结果

以纳入研究的 96 条网络数据为基础,应用词频分析得出热词词频。基于词频分析发现的前 100 个高频词中,与食、住、行、娱和精神生活相关的主要热词按照其权重从高到低分别为:环境、蔬菜、气候、停电、思念、交通、简陋、停水、治安、网络、宿舍、孤独、种菜、精神、祖国、英文。根据热词排序和热词分类分析发现,援外医疗队的高频词的首位是环境,说明跨文化生活的环境是问题的焦点。

(三)典型舆情示例

1. 受援国住房条件差

部分医疗点住房条件不好。如:"艾因迪夫拉育是阿尔及利亚西南的一个小城,经济比较贫穷落后,一年只有旱季和雨季。地处丘陵,山脉连贯,属地中海气候,常年有 7 个月的旱季,外界气温最高可达 55 摄氏度,一般是在 40 摄氏度左右。队员们住的医院宿舍,平均每人不足 10 平方米,四人共用一个卫生间和洗澡间……"

2. 卫生状况不容乐观

布隆迪位于非洲中东部赤道南侧,属亚热带及热带气候。队员们首先接受的是高温和卫生状况的考验,"不论雨季旱季,躲不掉的是整日的闷热酷暑,从青海带去的衣服根本无用武之地。蚊子、苍蝇、蜘蛛、壁虎、老鼠、蟑螂……应有尽有",当地的卫生条件欠佳。

3. 食品供应不足,自主栽种蔬菜

新鲜蔬菜供应不足,队员们自己开荒种地。"由于没有厨师,队员们每天只好做些简单的饭菜。工作在多多马、塔宝拉、木锁马三地的条件更为艰苦,队员们经常要面临停电停水和生活简陋的困境,工作之余,他们不得不开荒种地,来改善生活。"

4. 非洲气候炎热,存在疾病风险疟疾

这是对援外医生最大的考验。"在老队员之间流传这样一句话,苏丹生活两年,只要不得疟疾就是一大胜利。所以不管室外温度多高,我们都坚持穿长衣长袖,不给蚊子可乘之机。但也有疏忽的时候，医疗队中一个队员不幸感染疟疾，到现在也没有完全康复。"

5. 丰富业余生活，释放工作压力

工作之余，队员们开展丰富多彩的业余生活。"蒲队长下厨房为队员们包饺子、做包子、拉拉面、腌泡菜，给医疗队队员理发，教授大家太极拳和太极扇等活动。在队长的带领下，大家很快适应环境并找到了释放压力的方法。"

(四) 舆情研究分析

1. 物质生活方面

(1)部分物资供应不足(高频词：蔬菜、物资、匮乏、种菜)：在饮食方面，非洲牛羊肉居多，蔬菜匮乏，价格昂贵，物价相当于国内的3~5倍。为了丰富品种，队员们利用节假日垦荒种菜，弥补蔬菜供应的匮乏。

(2)生活条件有待改善(高频词：环境、停电、简陋、停水、网络、治安、卫生、蚊虫)：由于有些非洲的受援国基础设施差，这里的援外医疗队员处于缺水缺电的生活状态，生活用水用电无保障，水质不好，电压不稳导致电器寿命短。有的地区每个医疗队平均居住面积不足10平方米，房间内各种设备和电器配备不全。蚊虫多，容易感染疟疾。

(3)出门交通不便(高频词：交通)：有些受援国治安差，出门需2~3个人结伴而行，上下班也需专车接送。援助期间有的队员都是宿舍和医院两点一线。

(4)缺乏娱乐活动(高频词：学习；无娱乐、球类、运动、旅游等高频词)有的医疗点无卡拉OK、球类和健身房等娱乐和体育设施。

2. 精神生活方面

(1)身处异国他乡，饱受思乡之苦(高频词：家人、异国他乡、思念、孤独、祖国)：医疗队员们生活相对封闭，对外接触范围小，承受着远离祖国和亲人的孤独，生活单调寂寞。有的对心理健康造成一定的影响，与周围人关系紧张。

(2)社会适应问题(高频词：艾滋病、疟疾、传染病、埃博拉、文化、气候、手术、压力、英文、沟通、障碍)：援外工作不仅孤独艰苦，而且，面临各种健康危险，身处传染病的高发地区，职业风险大。工作条件简陋，受援国的医院缺乏有效的防护措施，既要照顾好病人，还要保护好自己。当地人说的法语中带着浓重的地方口音，沟通障碍。队员们常常经历着巨大的精神压力和超负荷的工作强度。在陌生的环境中，需要适应异国气候、饮食、文化，还存有语言交流上的沟通障碍、医疗条件简陋及工作开展困难等社会适应问题。

尽管舆情分析表明援外医疗队员们生活条件艰苦，存在跨文化适应的问题，但60余年来一批又一批援外队员们靠情怀和大爱，为缺医少药的国家送去医疗和友谊，彰显我国的大国风采和责任。

第二节　跨文化适应调查

为了解援外医疗队员社会适应现状，从社会人口学、生活满意度和跨文化适应三方面调查他们对社会文化适应的影响。

一、研究设计

(一)调查内容与工具

(1)医疗队员生活情况：包括性别、年龄、婚姻、教育水平、有无出国经历、职称、政治面貌、派出单位等人口学基本情况。

(2)生活满意度的情况：生活满意度调查包括调查医疗队员的食、住、行、娱、医五个方面的满意度。

(3)跨文化适应的情况：跨文化适应测量依据 Ward & Kennedy 的社会文化适应量表修订的《社会文化适应量表(2009 年)》测量医疗队员跨文化适应状况。该量表有 5 个维度：①生活环境适应，包括适应国外的饮食、适应国外购物环境、适应国外的生活环境、适应国外的交通、适应国外的天气、适应国外的生活节奏；②人际交往适应，包括与外国人用他们国家通用的语言进行交流、与外国人交朋友、与自己国家的人交朋友、参加外国人举办的活动、理解当地人的幽默和笑话、理解国外的文化以及外国人；③社会服务适应，包括国外的餐厅和商店的服务、适应国外的银行服务、适应当地医院的服务；④社会公德适应，包括理解国外的交通规则、适应国外的社会规范、适应国外的公共卫生；⑤社会支持适应，包括理解国外的基本法律、适应国外的宗教文化。量表项目表述采用陈述句，并突出"适应""理解"等动词。量表采用李克特 5 级计分法，即：1 为很困难，2 为较大困难，3 为一般，4 为很少困难，5 为没有任何困难。得分越低，表示社会文化适应难度越大，适应情况越差。

(二) 调查方法

利用"全球健康中心信息平台"发放网上电子问卷。

(三) 数据处理

数据可从计算机后台直接导出；其他途径(主要是电子邮箱接收)来源的问卷则通过人工方式进行数据录入与处理。

数据由 Excel 导入 SPSS22.0 进行管理和分析。本研究实证研究部分对获取数据资料先进行统计描述，该部分工作主要包括：①针对一般人口学特征信息的计数资料采用频数和构成比表示；②针对援外医疗队员生活满意度和社会文化适应等计量资料采用 $\bar{x} \pm s$ 表示。在对数据资料基本的统计描述分析基础上进行统计推断，该部分工作主要包括单因素和多因素分析。以不同人口学特征信息为区分依据，对不同人口学特征人群在援外期间的总体生活满意度和社会文化适应各维度及其总体得分进行两独立样本的 t/t' 检验或完全随机设计类型的单因素 F 分析，并采用 Student-Newman-Keuls 多重比较检验以区分各组差异。最后，在单因素分析基础之上，采用逐步多元线性回归模型对援外医疗队员生活满意度及社会文化适应的主要影响因素进行鉴别。统计推断检验水准 $\alpha = 0.05$。

二、主要结果

(一) 基本情况

本次调查共回收 335 份问卷，对数据库修正后最终纳入有效问卷 317 份，有效率为94.6%。生活满意度问卷 Cronbach 系数为0.887，KMO 为0.845，表明具有良好的信效度。总体生活满意度和各维度的偏度和峰度均小于1，可视为正态分布；跨文化适应量表 Cronbach 系数为0.927，KMO 为0.914，表明具有良好的信效度。总体社会文化适应和各维度的偏度和峰度均小于1，可视为正态分布。

(二)生活满意度

按照李克特5级评分赋值，生活满意度总均分为2.82±0.73分。"食、住、行、娱、医"的满意度均分依次是2.72±0.97分、3.04±1.00分、3.35±0.96分、2.19±0.85分和2.86±1.06分。当中，"行"的满意度最高，"娱"的满意度最低。

(三)社会文化适应状况

(1)跨文化适应量表各维度得分社会文化适应总均分为3.18±0.62分。其中，社会公德适应为3.38±0.79分、生活环境适应为3.26±0.85分、社会支持适应3.18±0.95分、社会服务适应为3.08±0.83分和人际交往适应3.04±0.73分。跨文化适应各维度的得分相差不大，其中社会公德适应最高，二人际交往适应最低。

(2)跨文化适应与生活满意度具有相关性。生活满意度与生活环境、人际交往、社会服务、社会道德及社会支持五个维度的相关系数分别为0.783、0.803、0.843、0.828、0.780，存在中等度相关。生活满意度的总体社会文化适应得分及各维度的适应得分均好于不满意组，其非标准化偏回归系数 B 分别为：总体社会文化适应($B=0.73$)、社会支持维度($B=0.53$)、社会公德维度($B=0.81$)、社会服务维度($B=0.91$)、人际交往维度($B=0.44$)、生活环境维度($B=1.00$)；同时，一般满意组在社会公德维度($B=0.27$)、社会服务维度($B=0.38$)、生活环境维度($B=0.44$)和总体社会文化适应状态($B=0.28$)得分也高于不满意组。

三、主要结论

(1)援外医疗队员的生活满意度调查中，"行"的满意度最高，"娱"的满意度最低。

（2）援外医疗队员的跨文化适应调查中，社会公德适应性最高，人际交往适应性最低。

（3）生活满意组的总体社会文化适应得分及各维度适应得分均高于不满意组；总体生活满意度与各维度满意度和总体社会文化适应与各维度适应均有相关性。

参 考 文 献

1. 吴妙发. 非洲支持中国恢复在联合国合法权益斗争始末——纪念中非开启外交关系 50 周年[J]. 党史纵横, 2006(10): 22-25.

2. 李安山. 中国援外医疗队的历史、规模及其影响[J]. 外交评论, 2009, 26(4): 25-45.

3. 戚安邦, 张边营. 项目管理[M]. 北京: 清华大学出版社, 2008.

4. 赖振蓉. 援外成套项目人力资源配置与管理[J]. 上海企业, 2015(7): 67-69.

5. 宋林子, 郭思媛, 王蕾. 将援外医疗管理做成品牌[J]. 中国卫生人才, 2019(2): 12-14.

6. 任杰慧, 张军. 疾病·身体·文化: 表象下的真实——从《苦痛和疾病的社会根源》谈起[J]. 汕头大学学报(人文社会科学版), 2016, 32(1): 80-84, 96.

7. 张宏明. 传统宗教在非洲信仰体系中的地位[J]. 西亚非洲, 2009(3): 11-19.

8. 高德弗利·伊格韦布伊克·欧纳斯, 张俭松. 非洲传统宗教文化中的和平含义[J]. 西亚非洲, 2012(5): 62-75.

9. 张雪卉. 高校学生跨文化能力培训模式构建[J]. 当代教研论丛, 2017(1): 7-8.

10. 梁挺, 张小远. 国外宗教与健康关系的研究述评[J]. 医学与哲学, 2010, 31(23): 33-35.

11. 吴刚. 奔走在迷津中的课程改革机制[J]. 北大教育评论, 2013(11-4): 20-50.

12. 赵喜君. 吉林大学援外人力资源培训项目管理研究[D]. 长春: 吉林大学, 2010.

13. 于连东. ××对外援建工程项目风险管理研究[D]. 青岛: 青岛理工大学, 2018.

14. 姜亚洲. 跨文化教育的理论与实践研究[D]. 上海：华东师范大学，2015.

15. 程洁. 中国援外培训学员的跨文化适应性研究与管理对策[D]. 北京：对外经济贸易大学，2019.

16. 西格里斯特. 疾病的文化史[M]. 秦传安，译. 北京：中央编译出版社，2009：12.

17. 丹·兰迪斯等. 跨文化培训指南[M]. 关世杰，等，译. 北京：北京大学出版社，2009：45.

18. 施密特. 基督教对文明的影响[M]. 汪晓丹，等，译. 上海：上海人民出版社，2013.

19. 丁韶彬. 大国对外援助-社会交换论的视角[M]. 北京：社会科学文献出版社，2010.

20. 姚志彬. 让人文照亮医学[M]. 广州：花城出版社，2017.

21. 帕林德. 非洲传统宗教[M]. 北京：商务印书馆，1999.

22. 李保平. 非洲传统文化与现代化[M]. 北京：北京大学出版社，1997.

23. 李广一. 毛里塔尼亚西撒哈拉[M]. 北京：社会科学文献出版社，2008：3.

24. 新华网. 新华国际时评：美国工厂，一扇中美沟通之窗[EB/OL]. (2019-08-29)[2020-07-22]. http://www.xinhuanet.com/world/2019-08/29/c_1124937790.htm.

25. 宋宇，张伊宇. "新中国70年的世界印记"专题系列之七亚非拉朋友把我们抬进了联合国——专访中国联合国协会前会长吴海龙[N]. 2019-09-24.

26. Institute of Medicine. The US Commitment to Global Health：Recommendations for the New Administration[J]. Washington D, 2009, 27(4)：249-251.

27. Stanley B. Recognition and Respect for African Traditional Medicine [J]. International Journal of Sport Psychology, 2004, 62(62)：178-191.

28. Tarpley M, Shotts D. Encyclopedia of African Religion[J]. Encyclopedia of African Religion, SAGE. 2009：124-126.